你问我答

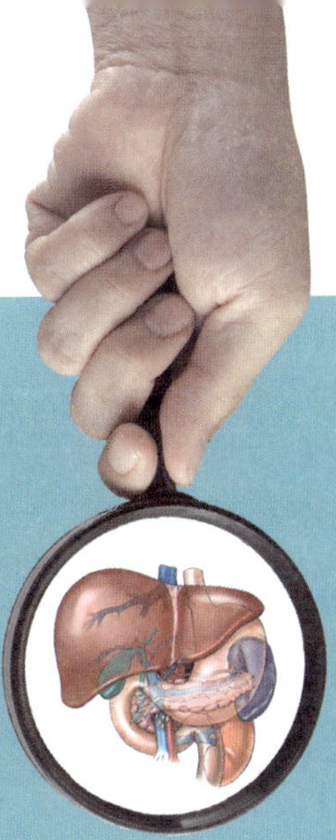

——肝胆胰脾健康知识科普手册

⊙杨　波　刘　娟　黄邵薇　主编

湖南师范大学出版社
·长沙·

编委会

主　审

李清龙　文　宇

主　编

杨　波　刘　娟　黄邵薇

副主编

张霞平　彭　珍　刘　丹　杨思思　杨　姣

绘　图

黄艾弟　贺　庆　王瑜珍　廖佳颖

编　委

王　道　中南大学湘雅二医院
王瑜珍　中南大学湘雅二医院
邓小峰　中南大学湘雅二医院
刘　丹　中南大学湘雅二医院
刘　娟　中南大学湘雅二医院
刘　璇　中南大学湘雅二医院
祁美玲　中南大学湘雅二医院
李发钊　中南大学湘雅二医院
杨　波　中南大学湘雅二医院
杨思思　中南大学湘雅二医院
杨　姣　中南大学湘雅二医院
吴孟波　中南大学湘雅二医院
张霞平　中南大学湘雅二医院
陈思意　中南大学湘雅二医院
金慧敏　中南大学湘雅二医院
周高逸　中南大学湘雅二医院
郑砚文　中南大学湘雅二医院
贺　庆　中南大学湘雅医院
贺晓华　中南大学湘雅二医院
贺晓波　中南大学湘雅二医院
秦林娟　中南大学湘雅二医院
袁　慧　中南大学湘雅二医院
徐小晶　中南大学湘雅二医院
唐婧琼　中南大学湘雅二医院
黄艾弟　中南大学湘雅二医院
黄邵薇　中南大学湘雅二医院
彭　珍　中南大学湘雅二医院
蒋慧萍　中南大学湘雅二医院
雷　也　中南大学湘雅二医院
廖佳颖　中南大学湘雅二医院
戴利萍　中南大学湘雅二医院

前 言

近年来，随着社会经济的快速发展和人民生活水平的不断提高，人们对自身健康状况的关注度越来越高。健康体检的广泛普及，先进的检查设备使得肝胆胰脾外科疾病的检出率大大增加。那么，如何减少这些疾病对身体造成的危害？怎样预防这些疾病的发生和发展？又该如何与肝胆胰脾外科的良性肿瘤“和平共处”呢？在网络技术迅猛发展的时代，人们获取信息的渠道庞多繁杂，欲知以上问题的答案轻而易举，但要系统全面且多维度地掌握疾病的防治知识，了解疾病的发生原因、诊断和治疗方法及护理要点，权威的卫生科普出版物更加准确、专业、可靠。

本书由长期工作在临床一线的肝胆胰脾外科医务人员执笔编写，以临床实践中病友及家属最为关切的疾病相关问题为基础，参考了大量的医学书籍和文献，以问答的形式对常见肝胆胰脾外科疾病进行了简明扼要的阐述。本书内容丰富、通俗易懂、涵盖面广、实用性强，问题设计简洁易查找，对肝胆胰脾外科疾病的基本知识和热点及前沿理论技术都有较为详细的介绍，能给患者和家属提供全面的健康教育指导，也有助于肝胆胰脾外科临床护理工作的开展。编者更希望人们通过阅读此书,树立正确的健康观念，养成良好的生活习惯，保持身心健康。

本书是一本大众科学普及性读物，博采众家所长，但限于编者水平，书中错漏和不足之处在所难免，敬请广大读者同仁批评指正。

编 者
2024年5月

目 录

第一章　肝脏疾病

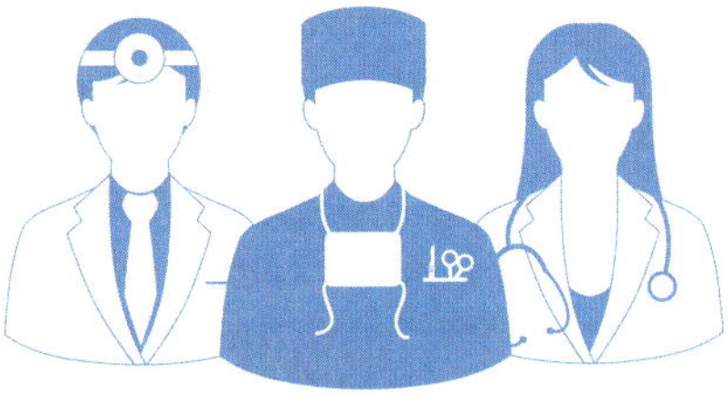

第一节　肝癌

1. 肝脏位于人体什么部位?

答: 肝脏是人体内最大的实质性器官，大部分位于右上腹，隐藏在右侧膈下和肋骨深面；小部分横过腹中线达左上腹。从体表投影看，肝上界在右锁骨中线第 5 肋骨，右腋中线平第 6 肋骨处。一般来说，成人肝上界位置正常的情况下，如在肋弓下触及肝脏，则多为病理性肝大。幼儿的肝下缘位置较低，露出到右肋下一般属于正常情况，但 7 岁以后，如果在右肋弓下还能触及，则考虑为病理性肝大。

肝脏的位置会随着呼吸的改变而改变。通常在平静呼吸时升降可达 2 ~ 3 cm，站立及吸气时稍下降，仰卧和吸气时则稍上升。

正常的肝脏呈楔形，红褐色，质地柔软。成人的肝脏重量相当于体重的 2%。据统计，我国男性的肝脏重量为 1230 ~ 1450 g，女性为 1100 ~ 1300 g。在胎儿和新生儿时，肝的体积相对较大，可占腹腔容积的一半以上，重量可达体重的 1/20。

2. 肝脏有何功能?

答: 肝脏是人体内最大的腺体，也是最大的消化腺。其功能主要包括以下几个方面：

（1）消化功能：人体的胆汁是由肝脏分泌的，正常情况下，肝脏一天可分泌 800 ~ 1200 ml 胆汁。胆汁由肝脏分泌后经过胆管输送、胆囊储存，再进入肠道作为消化液消化食物。

（2）解毒功能：肝脏主要分解的是来自食物中已经吸收和未被消化的毒

素，如大肠杆菌、大肠埃希菌、粪肠球菌、金黄色葡萄球菌、卡特莫拉菌等革兰氏阴性杆菌和阳性杆菌。俗话说“气大伤肝”是有一定的科学道理的。因为人体在生气的时候会产生较多的毒素，毒素在体内进行代谢就会加重肝脏的负担，使肝细胞受损，引起转氨酶或者胆红素等指标进行性升高，从而损伤肝脏（图 1-1）。

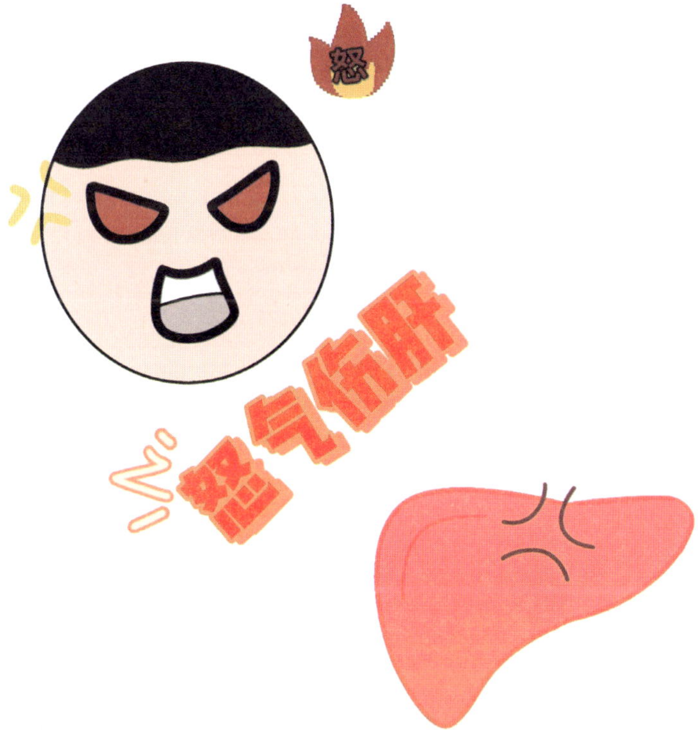

图 1-1　气大伤肝

（3）合成功能：合成功能属于肝脏比较重要的一个功能。白蛋白和凝血物质的合成，都要在肝脏内完成，特别是和脂溶性维生素相关的凝血因子也在肝脏内合成。如果肝脏出现合成功能严重异常，会导致出血倾向，包括牙出血、鼻出血、脑出血，还有皮下瘀点瘀斑等。

（4）免疫功能：肝脏是单核巨噬细胞系统的一部分，其含有大量参与免疫活动的 Kupffer 细胞，这些细胞可清除通过肠道进入肝脏的致病因子，起到抵御侵害、保护肝脏的作用。

3. 肝脏是如何分叶分段的?

答: 肝脏的分叶和分段在临床上对于描述病变位置，确定治疗方案，特别是肝的切除范围，以及肝脏肿瘤的介入治疗等方面都有重要意义。

肝的功能解剖则是按照肝内 Glisson 系统和肝静脉的分布规律，并结合某些外形标志来分段分叶的。Glisson 系统即肝门静脉、肝动脉、胆管在肝内的分、属支被结缔组织纤维鞘包绕而形成的三联管道系统，似树枝状分布于肝内。

肝段就是以 Glisson 系统为中心，包括其所属血供和胆汁引流的肝组织所构成的一独立的“功能”单位。左、中、右 3 支主肝静脉走行区所形成的纵形切面（称为肝静脉裂）将肝分隔成 4 个部分，称为四个扇区。每个扇区又被门静脉左、右支的水平切面分成上下 2 段。4 个扇区不包括尾状叶。尾状叶编为 I 段，它是一个自主段，因它不依赖于 4 个肝门静脉蒂和 3 支主肝静脉。

肝脏被正中裂分左、右半肝，肝左叶小而薄，肝右叶大而厚。左、右半肝又分为四部。左半肝分内、外两叶，右半肝分前、后两叶。门静脉左、右支充当横裂，将四部又分为八段（图 1-2）。

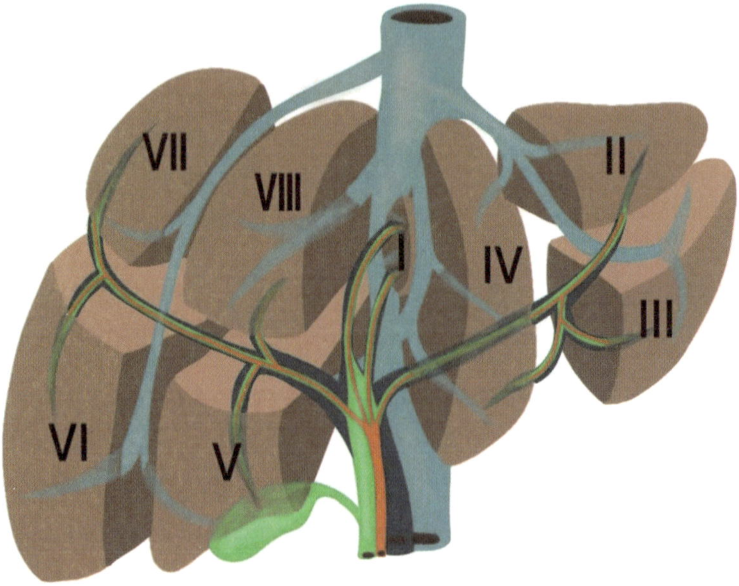

图 1-2 肝脏五叶八段解剖图

4. 肝脏的血液供应有什么特点?

答: 肝脏血液供应非常丰富，肝脏的血容量相当于人体总血容量的 14%。成人肝脏每分钟有 1500 ~ 2000 ml 血流通过，肝脏有双重血液供应的特点：

（1）肝脏血液有 1/4 来自肝动脉，由于肝动脉压力大，其血流含氧量高，主要供给氧气，进入肝脏后经由各级分支到达小叶间动脉。

（2）肝脏血液有 3/4 来自肝门静脉，肝门静脉是肝的功能血管，主要供给营养，把来自消化道含有营养的血液送至肝脏“加工”。

5. 原发性肝癌的发病原因是什么?

答: 原发性肝癌的病因和发病机制至今尚未完全阐明，可能与下列因素有关：

（1）肝硬化：肝细胞受损后发生纤维化，进一步发展可形成肝硬化，肝硬化继续发展，最终可能导致肝癌。

（2）病毒性肝炎：与肝癌相关最常见的肝炎病毒为乙型肝炎病毒、丙型肝炎病毒。感染病毒后，形成慢性肝炎，最终导致肝癌。

（3）酒精性肝病：过量饮酒，容易引起酒精性肝硬化，这是肝癌发生的另一大诱因。

（4）代谢相关脂肪性肝病：过量的脂肪积累在肝脏会发生炎症和氧化应激反应，导致肝细胞损伤。

（5）致癌物暴露：黄曲霉毒素和亚硝胺等化学致癌物可以诱导肝癌的发生。

（6）遗传因素：如有肝癌家族史等人群，更容易罹患肝癌，尤其是年龄大于 40 岁的男性。

（7）其他原因：比如长期吸烟、工业污染、农药残留、水土污染、寄生虫感染等（图 1-3）。

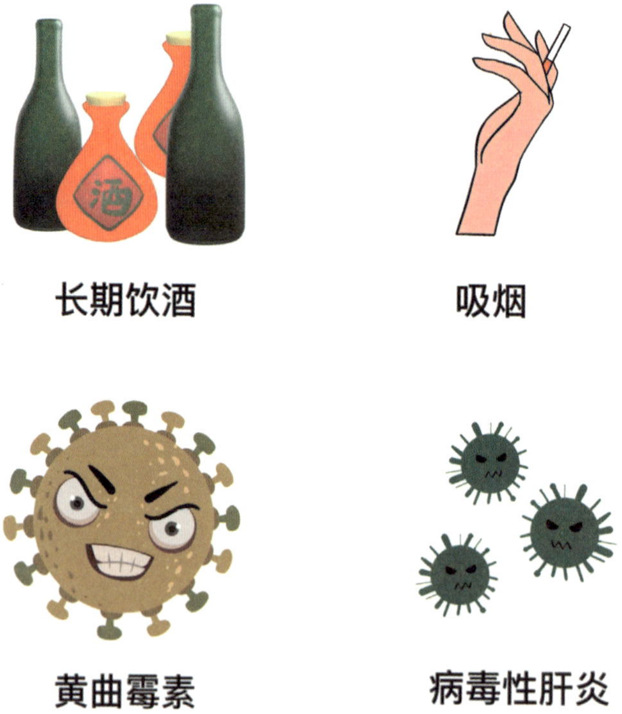

图 1-3 常见肝癌的致病因素

6. 肝炎患者更容易患肝癌吗?

答: 研究表明，患有慢性肝炎者，以乙型病毒性肝炎为主，肝细胞反复损伤，是诱发肝癌最常见的原因。临床数据也证实肝癌患者乙型肝炎表面抗原（HBsAg）阳性检出率高。相比健康人群来说，肝炎患者更容易患肝癌。

我国是乙肝大国，若患有乙肝之后不予以控制，任其发展，那么久而久之会逐渐演变成肝癌。由乙肝开始，先演变为肝硬化，之后慢慢发展为肝癌，也就是“肝癌三步曲”。若检查发现存在乙肝，需要检查乙肝病毒活性，如果病毒较为活跃，需服用抗病毒药物进行控制，预防肝炎病毒对肝细胞的损害，肝癌三步曲（肝炎—肝硬化—肝癌）的说法并不是危言耸听（图 1-4）。

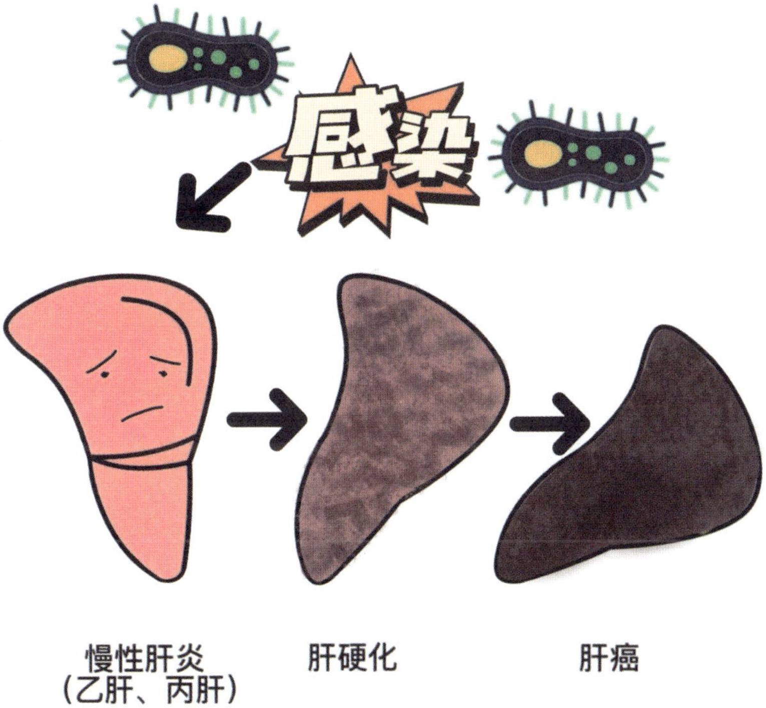

图 1-4　肝炎 - 肝硬化 - 肝癌三步曲

7. 肝癌分为哪几类?

答: 肝癌分为原发性肝癌和继发性肝癌两大类：

（1）原发性肝癌：

①按细胞分型可分为肝细胞型肝癌、胆管细胞型肝癌及混合型肝癌。肝细胞癌是最常见的原发性肝癌，占原发性肝癌的 70% ~ 85%，常见于慢性肝炎、肝硬化等病患者；胆管细胞癌占原发性肝癌的 10% ~ 15%，与胆管炎症、胆管结石等疾病有关；混合型肝癌则是肝细胞癌和胆管细胞癌共同存在的一种肝癌类型，较为罕见。

②按肿瘤的形态可分为结节型、块状型和弥漫型。结节型是指单个癌结节的直径为 3 ~ 5 cm 或在 5 cm 以下的多个大小不等癌结节，癌结节可散在分布或互相融合；块状型是直径在 5 cm 以上的单个肿瘤或多个癌结节融合而

成的块状肿瘤；弥漫型肝癌癌结节较小，弥漫地分布于整个肝脏，此类较为少见。

③按肿瘤大小可分为：微小肝癌（直径≤ 2 cm），小肝癌（＞ 2cm，≤ 5cm），大肝癌（＞ 5cm，≤ 10cm），巨大肝癌（直径＞ 10cm）。

继发性肝癌：又称转移性肝癌，指身体其他器官起源的恶性肿瘤扩散或转移至肝脏。肝外转移以肺癌最为多见，其次为骨、脑等（图 1-5）。

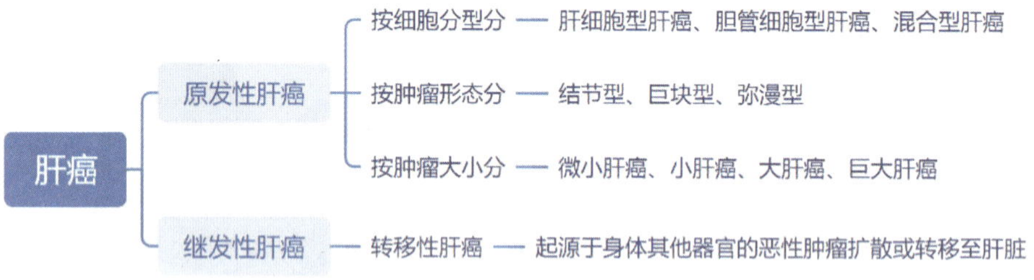

图 1-5　肝癌的分类

8. 肝癌有什么症状?

答: 肝癌早期一般缺乏典型的临床表现，一旦出现症状和体征，提示疾病多进入中、晚期。其临床表现可能会有以下症状：

（1）肝区疼痛：疼痛的位置通常在右侧肋骨或剑突下，疼痛的性质为间歇性或持续性钝痛。主要是由肿瘤迅速增大压迫肝包膜或肿瘤坏死刺激肝包膜引起。

（2）消化道症状：食欲不振、消化不良、恶心等胃肠道症状，其中食欲不振、腹胀较为常见。门静脉癌栓引起的门静脉高压和肠功能障碍可引起腹胀。

（3）发热：肿瘤组织坏死后释放致热源进入血液循环所致，多数为中低度发热。

（4）消瘦乏力：因消化道功能障碍、营养吸收障碍或肝细胞损伤、代谢障碍、肝癌组织释放的有毒物质等引起的能量摄入不足，导致患者消瘦和疲劳。随着病情的发展，消瘦程度可能加重，严重者可出现恶病质。

（5）出血倾向：由于肝功能受损、凝血功能异常所致，合并肝硬化的患者消化道出血较为常见。

（6）下肢水肿：肝癌伴腹水的患者常有下肢水肿，轻者发生在踝部，严重者可蔓延至整个下肢，主要原因是腹水压迫下肢静脉或癌栓阻塞，使静脉回流受阻。

（7）急腹症：癌结节破裂通常引起肝区疼痛，体检时肝区有明显压痛，为肝包膜刺激征。

在肝癌晚期发生肺、骨、脑等脏器转移者，可产生相应症状，少数患者可有低血糖症、红细胞增多症、高血钙和高胆固醇血症等特殊表现（图 1-6）。

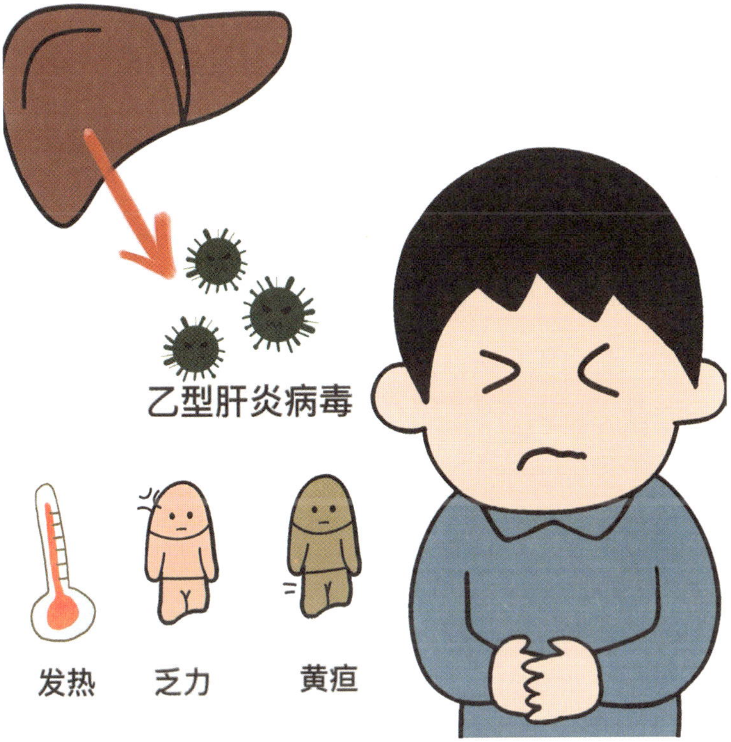

图 1-6　肝癌的症状

9. 肝癌会出现消化道出血吗?

答：消化道出血是肝癌晚期常见并发症之一，主要原因是肝硬化或癌栓导致门静脉高压，引起食管胃底静脉曲张破裂而出血。消化道出血是很严重的症状，患者会出现出血性休克或诱发肝性脑病而死亡。导致出血的主要原因有：

（1）门脉高压性胃病：由于门静脉高压，导致胃黏膜血流减少，黏膜下层广泛水肿，黏膜缺血、缺氧，代谢障碍，屏障功能降低。

（2）食管胃底静脉曲张：肝癌患者也常有肝硬化，门脉高压时可导致食管胃底静脉曲张，而肝癌及门静脉癌栓可以加重门静脉高压，使食管胃底静脉曲张破裂出血。

（3）肝癌结节破裂出血：血液可自胆道系统流出，排入肠道，从而出现消化道出血症状。

（4）凝血功能障碍：肝功能降低导致凝血因子合成减少，纤维蛋白溶解性增高及血小板质量异常，诱发凝血障碍，一旦发生消化道出血，常常不易自行停止。

（5）肝癌转移：肿瘤直接浸润胃肠道黏膜血管，引起消化道出血。

在肝癌晚期出现消化道出血时，除了控制肿瘤，延长生命以外，还要注重提高患者的生活质量（图 1-7）。

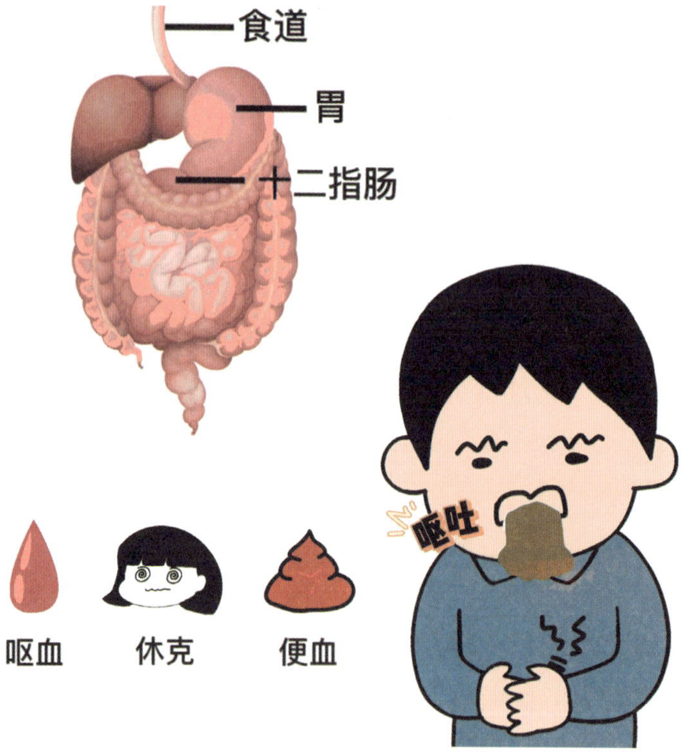

图 1-7　肝癌所致消化道出血症状

10. 肝癌破裂出血如何处理?

答: 肝癌破裂出血为肝癌最紧急的并发症。肝癌出现破裂出血时的治疗方法主要有药物治疗、手术治疗和介入治疗，应根据患者病情选择合适的方式进行治疗。

（1）药物治疗：肝癌出现破裂出血的情况常见于较晚期的患者，此时患者的肿瘤体积较大，且突出于肝部，当患者进行剧烈运动或受到外界刺激时可能会出现破裂的情况，若出血量较少，则可以在医生的指导下服用药物进行止血，如凝血酶、酚磺乙胺等药物，此类药物具有较强的止血作用，对缓解患者症状有一定的效果。

（2）手术治疗：如果患者的情况较为良好，且肿瘤的状态较为稳定时，则可以通过手术切除的方式进行治疗，这种治疗方式是通过切除患者的肿瘤病灶部位达到治疗的效果，可以从根本上起到止血的作用。

（3）介入治疗：若患者经常出现出血的症状，且肿瘤体积较大，无法进行手术切除时，则需要通过介入治疗进行控制。介入治疗是指通过肝动脉插管对肿瘤周围的动脉进行栓塞，这种方式可以阻断肿瘤的血液供应，从而起到止血的作用，通常与药物治疗联合使用。

11. 肝硬化腹水是如何产生的?

答: 肝硬化腹水是肝硬化失代偿期最突出的临床表现之一。有时候看到有些肝硬化的患者“肚子很大”，其实是腹水积聚在腹腔内的缘故。肝硬化腹水的形成原因有以下几点：

（1）门静脉高压：肝硬化常伴有门静脉高压，在血管活性介质作用下，小肠毛细血管压力增大及淋巴回流量增加，血浆胶体渗透压降低，组织液回流吸收减少，继而形成腹水。

（2）低蛋白血症：肝硬化时肝脏合成白蛋白的功能相对减退，再加上食欲欠佳，可伴有不同程度的营养不良及低蛋白血症，从而会使血浆胶体渗透压的降低，血液成分及组织液的外渗，继而形成腹水。

（3）淋巴液生成过多：患上肝硬化后，肝静脉回流会受到阻碍，易引起淋巴液生成增多，当增多的淋巴液超过了胸导管的引流能力时，淋巴液就会从肝包膜和肝门淋巴管渗出到腹腔，形成腹水。

（4）肾排水功能障碍：肝硬化时肝脏的代谢功能相对较弱，易使醛固酮灭活不足，造成继发性醛固酮及抗利尿激素增多，从而使肾排水功能障碍，导致水钠潴留，形成腹水。

（5）有效循环血容量不足：肝硬化会导致有效循环血容量不足，这个时候交感神经的活动会明显增加，使得肾脏的血流量、排钠量及排尿量都明显减少，时间长了就会形成腹水（图 1-8）。

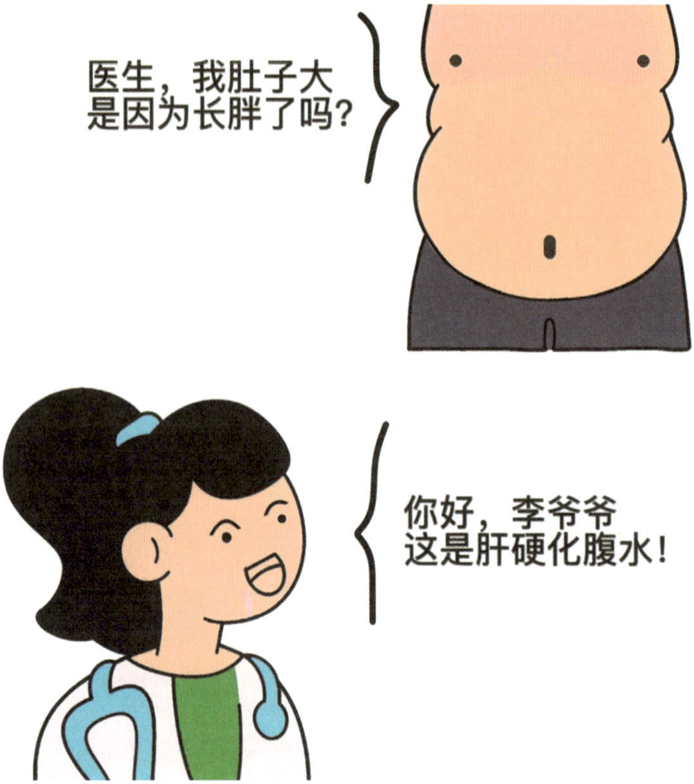

图 1-8　肝硬化腹水

12. 肝硬化为什么会出现食管胃底静脉曲张?

答: 正常状态下，人体腹腔内脏血流首先回流到肝门静脉，再流至肝静脉毛细血管网，最后汇集到肝静脉，流入下腔静脉。血液回流好像水渠，任何一环节出现堵塞或狭窄，都会导致水流不畅，淤积到一定程度后，会寻找其他渠道流走。也就是说，在上述人体腹腔内脏血液的回流中，只要某一处发生堵塞或狭窄,门静脉压力逐步增高,导致体内血管侧支循环的开放和形成，食管胃底静脉曲张就是体内血管侧支循环形成的血管之一。

而肝硬化发生食管胃底静脉曲张的主要原因是肝细胞大量坏死，肝内血管扭曲变形,毛细血管网减少,血流通过肝脏受阻,导致血液淤积于门静脉内,随着血液淤积程度的增加,门静脉压力逐步增高,最终导致食管胃底静脉曲张。

13. 什么是肝性脑病?

答: 肝性脑病是由于急、慢性肝病或其他原因导致肝细胞功能受损，使有毒物质进入体循环，从而对脑产生毒性作用并出现的精神神经综合征。常因胃肠道出血、感染、过量摄入蛋白质、镇静药、利尿剂而诱发。

主要表现为以意识障碍为主的中枢神经功能紊乱。最根本的病因是急性、慢性肝功能障碍或门静脉—体循环分流，使肠道的毒性物质不能被肝脏解毒或清除，通过侧支循环绕过肝脏直接进入体循环，透过血脑屏障到达脑组织中而引起大脑功能紊乱。

肝性脑病的临床表现因基础病的性质、肝细胞损伤的程度、快慢及诱因的不同而有所不同，且和其他代谢性脑病相比并无特异性。急性肝性脑病发生在暴发性肝衰竭基础上，常在起病数日内由轻度的意识错乱迅速陷入深昏迷，甚至死亡，而无明确诱因，并伴有急性肝衰竭的表现。慢性肝性脑病以慢性反复发作的性格、行为改变甚至木僵、昏迷为特征，常伴有肌张力增高、腱反射亢进、扑翼征等神经系统异常。多数患者在初期为复发型，随后症状转为持续型。常有进食高蛋白食物等诱因，亦可以是自发的或因停用治疗肝性脑病的药物后发生（图 1-9）。

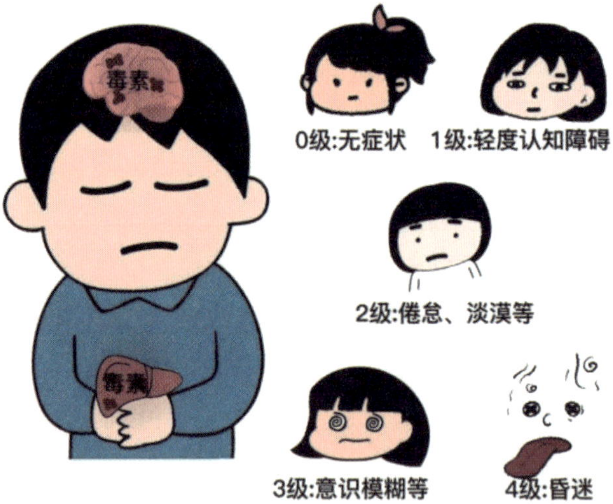

图 1-9　肝性脑病症状

14. 肝脏肿块一定是肝癌吗?

答: 肝脏上长了肿块，不一定都是肝癌。事实上，肝脏肿块有很多是良性病变。对于患肝脏肿块者，首先要鉴别是良性的还是恶性的。常见的肝脏良性肿块有：

（1）肝囊肿：最为常见，一般无症状，用 B 超和 CT 比较容易将它与肝癌区别开。

（2）肝包虫病：是肝寄生虫病，新疆、陕甘宁、内蒙古、川藏等地多见，为人畜共患疾病。

（3）肝脓肿:较典型表现为高热、右上腹痛、恶心、呕吐、食欲不振、消瘦、肝大，与肝癌相似，B 超检查为液性暗区，可通过 CT 或肝脏穿刺加以区别。

（4）肝炎性假瘤：血管造影和肝穿刺有助于确诊。

（5）肝血管瘤：较大时可见肝区和消化道症状，增强 CT 或肝核素扫描可以明确诊断。

（6）肝脂肪瘤、肝畸胎瘤、肝错构瘤、肝平滑肌瘤、肝腺瘤等。

总的来说,肝脏出现肿块并不一定就是肝癌,需要通过医学检查,如 B 超、

CT、MRI 等影像学检查，结合血液生化指标、病理检查等多方面的检测结果，才能做出准确的诊断。

15. 肝癌与肝血管瘤有什么不一样?

答: 肝血管瘤是一种较为常见的肝脏良性肿瘤，肝血管瘤与肝癌的不同之处主要有：

（1）肝血管瘤可发生在任何年龄段，常在中年以后出现症状，男女发病无明显差别；而肝癌多见于中老年人，且男性发病率高于女性。

（2）肝血管瘤患者除瘤体过大（超过 5 cm）会感到上腹部闷胀外，直径小于 5 cm 者多无明显症状；而肝癌患者常有肝痛、食欲减退、消瘦、乏力等临床症状。

（3）肝血管瘤可摸到上腹部或肋下有质软的肿块，大多没有肝硬化的体征表现；而瘤体较大的肝癌除可在肝区摸到质地坚硬的肿块外，还会兼有肝硬化的一些体征表现。但当瘤体较小时，肝癌患者常无症状且摸不到肿块，这时就要依托一系列医学相关检查来与肝血管瘤相鉴别。

（4）肝血管瘤 B 超结果显示瘤体较大者能够看到其中的网状构造，瘤体较小者则多为高回声结节；而肝癌 B 超结果多显现为边界较为分明的低回声结节，且在其四周尚可见一圈典型的声晕。

（5）肝癌时甲胎蛋白（AFP）检查阳性率约为 70%，而肝血管瘤时甲胎蛋白（AFP）检查结果呈阴性（表 1-1）。

表 1-1　肝癌与肝血管瘤的鉴别

鉴别点	肝癌	肝血管瘤
发病年龄	多见于中老年人	任何年龄阶段
发病性别	男性多于女性	男女无明显差别
临床症状	肝痛、消瘦、乏力、不思饮食	上腹部闷胀（瘤体超过 5 cm）
肿块质地	质地坚硬，有肝硬化体征	质软，大多无肝硬化体征
B 超显示	多为边界较为分明的低回声结节，周围可见声晕	瘤体大者可见网状构造 瘤体小者多为高回声结节

16. 肝癌与肝脓肿有什么区别?

答:肝癌和肝脓肿虽然都为肝脏的肿块，但是肝癌与肝脓肿还是有区别的:

（1）原发性肝癌：原发性肝癌患者，肝癌肿块较大，中心出现坏死，特别是并发感染时与肝脓肿不易区别。但肝癌坏死区密度高于脓液，形态呈裂隙状或不规则状，病灶增强环通常为厚薄不均。增强 CT 可见病灶边缘与正常肝组织之间分界更为清晰。如伴有门静脉癌栓、腹膜后及肝门淋巴结肿大和甲胎蛋白（AFP）升高则更有助于肝癌的诊断。

（2）肝脓肿：肝脓肿患者主要表现为发热、肝区疼痛、白细胞升高、肝区叩击痛、触痛明显及左上腹肌紧张，周围胸腔壁常有水肿。临床反复多次超声检查常可发现脓肿的液性暗区。超声引导下诊断性肝穿刺，有助于确诊。CT 扫描能够较好显示肝脓肿病变特点，结合临床症状容易与肝癌区分。

17. 如何治疗肝癌?

答: 肝癌的治疗方法主要包括手术、介入治疗、放疗、化疗和靶向治疗。针对不同病情和患者需求，治疗方案会有所不同，因此患者需要在专业医生的指导下进行个体化治疗。

（1）手术治疗：对于早期肝癌患者，手术切除是最有效的治疗方法。根据肿瘤的大小、位置和患者的身体状况，医生会选择合适的手术方式，如肝切除术、肝移植等。手术后，患者需要定期复查，以便及时发现并处理可能出现的复发和转移。

（2）介入治疗：介入治疗主要包括经皮肝癌消融术（如射频消融、微波消融等）和肝动脉化疗栓塞术。这些方法适用于不能手术或手术风险较高的患者，通过局部治疗达到消除肿瘤的目的。

（3）放疗：放疗包括外照射和内照射两种方式。外照射是通过高能射线照射肿瘤，破坏肿瘤细胞，从而达到治疗目的。内照射是通过将放射性物质注入肿瘤血管，直接作用于肿瘤细胞。放疗适用于不能手术或手术后仍有残留肿瘤的患者。

（4）化疗：化疗是通过药物作用于肿瘤细胞，抑制其生长和繁殖。化疗可以作为手术、放疗和介入治疗的辅助手段，也可以用于晚期肝癌的姑息治疗。化疗药物种类繁多，需要根据患者的病情和药物敏感性选择合适的药物。

（5）靶向治疗：靶向治疗是针对肿瘤细胞特定靶点的治疗方法，如血管生成抑制剂、表皮生长因子受体抑制剂等。靶向治疗可以作为其他治疗方法的辅助手段，也可以用于晚期肝癌的治疗。

总之，肝癌的治疗需要综合考虑患者的病情、身体状况和治疗需求。在专业医生的指导下，选择合适的治疗方法，才能取得最佳治疗效果。同时，患者要保持良好的心态，积极配合治疗，争取早日康复（图 1-10）。

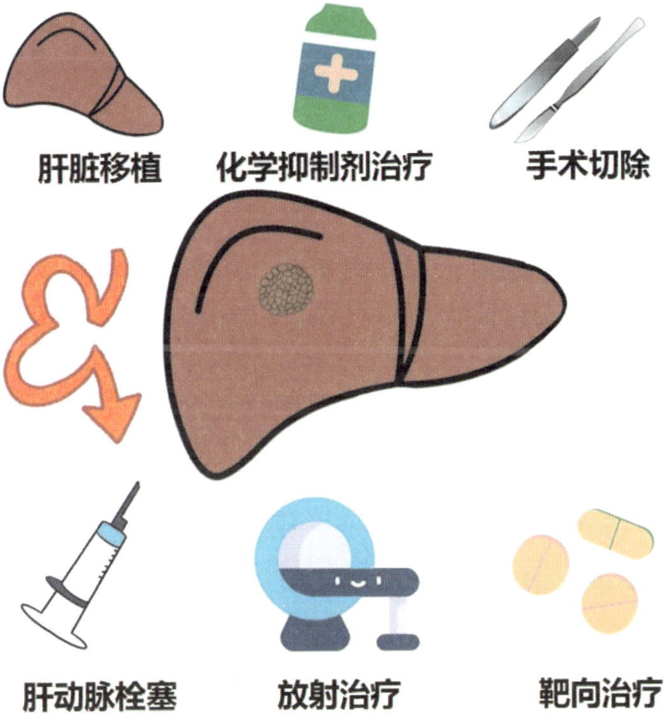

图 1-10　肝癌的治疗方式

18. 肝脏能不能切除?

答: 肝脏是人体内最大的实质性脏器，能够分泌胆汁，具有消化、解毒、合成凝血物质和免疫等功能，因此肝脏不能被完全切除。

当患者患有肝癌、肝囊肿、肝血管瘤等疾患时，可以将包括肝脏肿块在内的部分肝叶组织切除以达到治愈疾病的目的。但当患者患有严重的肝脏疾病导致肝脏失去功能时就需要进行肝移植术，将整个病肝完整移除换成一个干净无病的新肝脏来代替病肝行使肝脏的功能。

19. 肝脏切除后可以再生吗?

答: 肝脏是体内再生力最强的器官，被部分切除后是可以再生的。有研究表明，人体 70% 的肝脏组织被切除后，大约只需要 1 年时间，肝脏就能够再生到原来的体积大小。这种再生是在肝脏损伤（包括部分切除和肝病损害）后发生的一种复杂的修复和代偿反应。

正常的肝细胞更新很慢，但当肝脏受到损伤或部分切除时，成熟的肝细胞可迅速进入细胞周期，通过再生以代偿肝功能。切除 2/3 的肝脏后，肝功能可在 2 周左右完全恢复，其体积和重量最后也能恢复到术前相仿的程度。但是，已经发生肝硬化的异常肝脏不能再生出完全正常的肝细胞。

影响肝脏再生的因素有肝脏的供血、营养、年龄和药物等。肝脏再生是由多种细胞因子、激素参与调节的精确而有序的过程。肝细胞生长因子可启动肝脏再生，胰岛素与之有协同作用。因此，合并有糖尿病的患者行肝脏手术后肝脏修复能力和速度会减慢；合并有肝硬化的患者，由于大量的增生结节影响肝内血液循环，加上肝细胞对细胞再生因子反应减弱，手术后肝脏再生修复能力也会减慢。

20. 肝脏切除后可能会发生哪些并发症?

答: 肝脏血液供应丰富，又是人体最重要的代谢器官，因此患者肝脏部分切除术后可能会出现的并发症主要有：

（1）出血：指需要异体输血的中到大量出血，包括术中和术后出血，术后出血多发生于手术后 24 小时，为严重并发症，这是由于肝脏血管丰富，创面容易渗血或出血，凝血功能不全，结扎线头脱落等原因所致。此外，肝叶切除术后腹腔引流不畅，可造成肝创面的局部感染，导致继发性出血的发生。

（2）肝衰竭：这是肝叶切除后严重的并发症，是导致死亡的主要原因。术后肝衰竭与肝硬化程度及肝叶切除量有关，尤其行半肝以上切除或肝动脉栓塞术后肝脏缺氧、肝功能不全最后引起肝衰竭。

（3）胆瘘：由于肝脏创面上较大的胆管结扎不牢及胆管破损，造成胆汁外溢，从而形成胆瘘。

（4）膈下脓肿：表现为术后 1 周，患者出现高热持续不退、上腹部或季肋部疼痛，同时伴有全身中毒症状或呃逆、黄疸、右上腹及右下胸部压痛等。

（5）凝血功能障碍：主要与肝功能损害、凝血功能障碍和术中输入过多的库血有关。

（6）肺部并发症：多见于右侧，与手术时间长、手术复杂、创伤大、膈肌抬高、呼吸运动受限或原有呼吸道炎症有关。

（7）伤口裂开和感染：低蛋白、腹水、腹胀、剧烈咳嗽等都会引起伤口裂开和感染。

21. 肝癌术后需要化疗吗？

答：化疗是杀灭肿瘤细胞的一种方法，通过全身或局部使用化学合成药物来达成目的，能有效控制肿瘤生长或杀灭肿瘤。该种方法对人体所有细胞（肿瘤细胞及正常细胞）都可能造成损伤，所用药物具有一定毒性，会引起多种不良反应。临床上应根据肝癌患者手术切除的具体情况及患者的身体状况制定科学合理的治疗方案。

早期肝癌患者手术切除的机会很大，术后需要恢复手术对人体免疫系统造成的损害、防止复发及对隐性癌细胞的抑制等。而化疗是直接针对癌细胞起作用，其不良反应更使得患者在免疫恢复上雪上加霜，因此早期肝癌患者术后化疗宜慎重。

中晚期肝癌患者手术治疗多为姑息治疗，切除的机会较小而且手术切除多为不完全切除。化疗是中晚期肝癌患者术后较常用的治疗方法，可以帮助杀灭肿瘤细胞、缩小肿瘤的病灶、抑制肿瘤细胞的扩散转移、延长生存时间、提高生命质量。

22. 肝癌术后会复发吗？

答： 肝癌术后可能会复发，目前总结的肝癌术后复发的因素有：

（1）肝内还有较小的癌灶存在，在进行手术切除的时候没有被及时发现，导致术后残留下来的癌细胞继续生长。

（2）肝癌细胞的恶性程度高，而癌细胞的生长繁殖又非常迅速，在肝脏血液供应非常丰富的前提下，癌细胞就会很容易侵犯到肝脏血管中，再经过血液流转到肝内其他地方，手术切除的时候，过度地进行挤压，就可能引起癌细胞进入血管发生转移。

（3）肝脏发生癌变时，肝脏的其他部位有可能在同一时期或者不同时期也发生了癌变。

（4）原发灶的部位又新生了肿瘤。肝癌复发是肝癌切除术后晚期死亡的主要原因。复发常见于肝内，少数为肺、骨等其他部位的转移。近期肝内复发多为原发灶肝内转移，远期肝内复发则常为多中心发生者。根据不同的复发类型采取不同的治疗策略，如为单中心，可考虑再切除；如为多中心，宜采取介入及综合治疗。

23. 肝癌术后复发怎么办？

答： 大多数肝癌术后复发与肝内播散转移有关，减少癌细胞术中播散是手术治疗效果的关键因素之一。但是，由于肝癌细胞具有侵犯门静脉血管的生物学特性，且术中无法避免会搬动、牵拉、挤压肝脏，促使癌细胞脱落、播散，即使非手术治疗，如肝动脉栓塞、微波消融治疗等，术后复发率也很高。

因此对早期复发的癌结节再次手术切除，已成为延长患者生存时间的一项重要措施。肝癌复发再切除手术在一定条件下是可行且有效的，再切除术应该尽早在复发的亚临床期进行。然而，肝癌复发患者仅有较小一部分可行再手术切除，对于不适宜再手术切除的复发病例，可采用非手术局部治疗和经肝动脉化疗栓塞等，但就疗效来说，不及行再手术切除者。

24. 什么是 ICG 试验?

答： ICG（吲哚菁绿）是一种无毒暗绿青色色素（图 1-11），ICG 排泄试验是一种临床应用较广泛、预测价值较高的肝脏储备功能检测方法。通过肝功能储备检测仪（图 1-12）动态监测 ICG 注入人体 15 分钟内的血浆 ICG 消除率和血中 ICG 滞留率的值，评估肝病患者的肝功能状态，是肝脏疾病患者术前评估肝功能的重要指标。

当肝脏病变时，有效血流量降低、肝细胞总数减少，导致清除速率变慢，因此，吲哚菁绿的清除状况可以反映肝脏储备功能情况，其实施具有重要的意义。

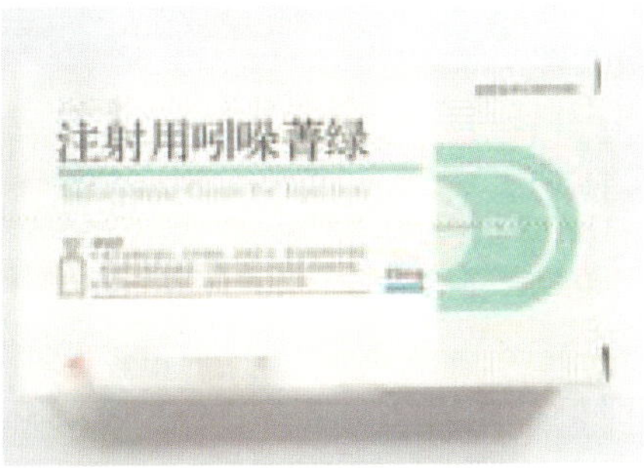

图 1-11　注射用吲哚菁绿

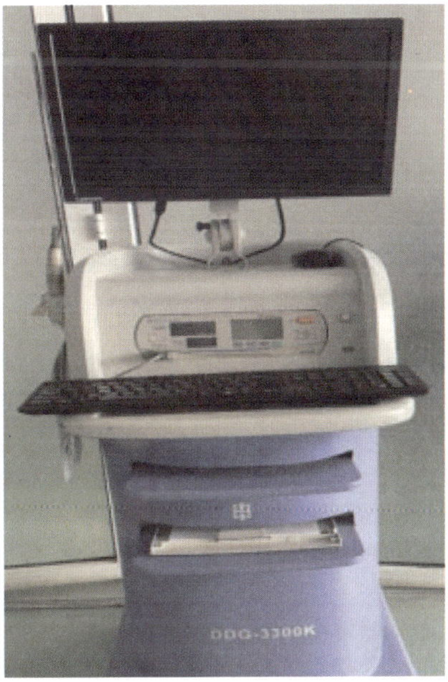

图 1-12　肝功能储备检测仪

25. ICG 试验有哪些注意事项?

答:（1）检测前:

①配合医生完成血常规及生化检查，了解血红蛋白及总胆红素水平；

②配合护士完成身高、体重的测量；

③禁食 4 ～ 6 小时，禁饮 2 小时；

④及时排空大小便；

⑤放松心情，避免过度紧张；

⑥说明是否有碘过敏史、是否为过敏体质；

⑦因检测时要求推注药液的速度要快，为确保药液通畅，避免渗入皮下组织，护士会预留留置针，并确保静脉通畅无外渗。

（2）检测中:

①关闭手机等无线设备；

②检测期间需平卧、放松、平静呼吸，检测中不得起身活动，不可晃动手脚，采取水平仰卧姿势或感觉最舒适的姿势；

③需要在指尖或鼻翼处放置一个红外无创探头，监测氧饱和度的情况；

④需在留置针处注射适量的检测药物，过程中如有不适时，请立即举手示意。

（3）检测后:

①适量饮水，以利于造影剂的排出；

②检测结束后需平卧休息 5 ～ 10 分钟，如有任何不适请及时告知护士（图 1-13）。

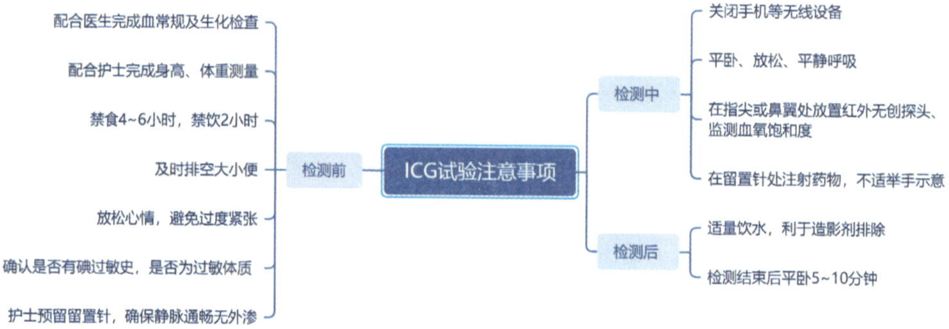

图 1-13　ICG 试验注意事项

26. 什么是 AFP ?

答：AFP 即甲胎蛋白，是一种糖蛋白，主要由胎儿肝脏及卵黄囊合成。甲胎蛋白在胎儿血浆中浓度较高，出生后降低，成人血清中含量极低。

在临床中，医生们通常将甲胎蛋白用作诊断肝癌的肿瘤标志物。但要注意的是，并不是所有的肝癌患者甲胎蛋白都会增高。根据其分化程度的不同，高分化的肝癌形态接近正常肝脏细胞，几乎不合成甲胎蛋白；而分化极低的肝癌细胞，也几乎不合成甲胎蛋白；只有那些分化中等的肝癌细胞会大量地合成甲胎蛋白，能够在血液中检测到。需要注意的是，正常怀孕的妇女、少数肝炎和肝硬化者、生殖腺恶性肿瘤者也常常会引起甲胎蛋白偏高。

总体而言，约有 70% 的肝癌患者的甲胎蛋白是增高的，还有 30% 的肝癌患者甲胎蛋白并不会升高。因此，筛查肝癌的时候，不能只是抽血查甲胎蛋白，还需要结合其他的手段，例如肝脏彩超、CT 及核磁共振等检查手段来进行判断。

27. 什么是 TACE 手术?

答：TACE 手术的全称是指经肝动脉化疗栓塞术，在局部麻醉下，经患者股动脉做选择性的插管至肝动脉，然后注入栓塞剂，比如碘化油、明胶海绵等及抗癌药物进行化疗栓塞。

TACE 作为一种微创介入的治疗方式，在临床上应用较为广泛。目前已作为临床治疗肝癌的重要方法，主要通过栓塞肿瘤的供血动脉，阻断肿瘤的血供，导致肿瘤缺血、缺氧，达到抑制肿瘤生长、促使肿瘤细胞坏死、凋亡的目的（图 1-14）。

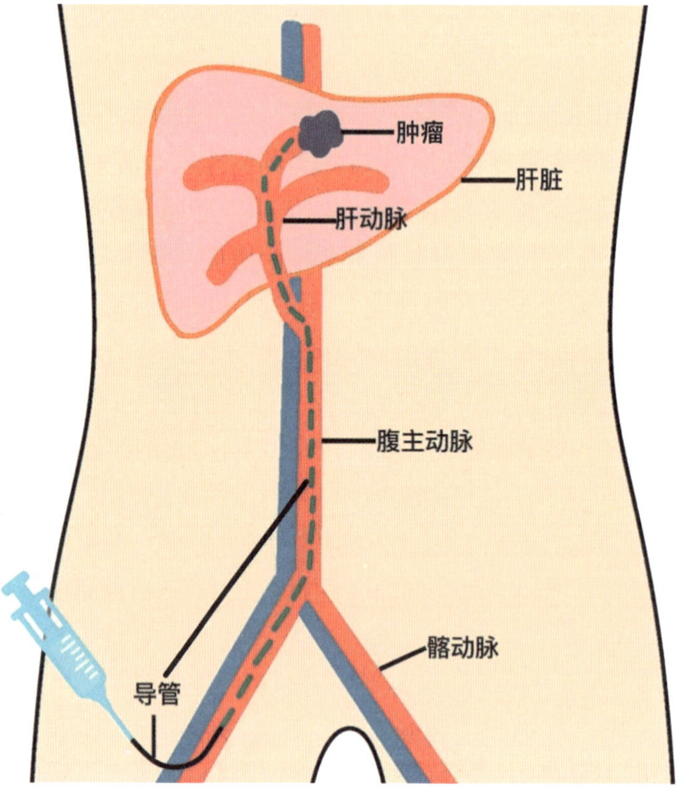

图 1-14 肝动脉化疗栓塞

28. 什么是 HAIC？

答： HAIC 是肝动脉灌注化疗，它是一种通过介入手段治疗肝癌的方法。具体来说，HAIC 是将导管放置在肝脏肿瘤的供血动脉内，然后通过导管灌注化疗药物，使得肿瘤细胞持续接触到高浓度的化疗药物，从而提高肿瘤细胞被杀死的效率。此外，肝脏主要由肝动脉和门静脉供血，肝癌主要依赖肝动脉供血，因此 HAIC 与全身静脉化疗相比，能更有效地提高局部药物浓度和肿瘤对药物的摄取率，同时减少全身毒性副作用。

HAIC 特别适用于中晚期肝癌的治疗，因为它能够在不损害正常肝脏组织的情况下，最大限度地杀伤肿瘤细胞（图 1-15）。

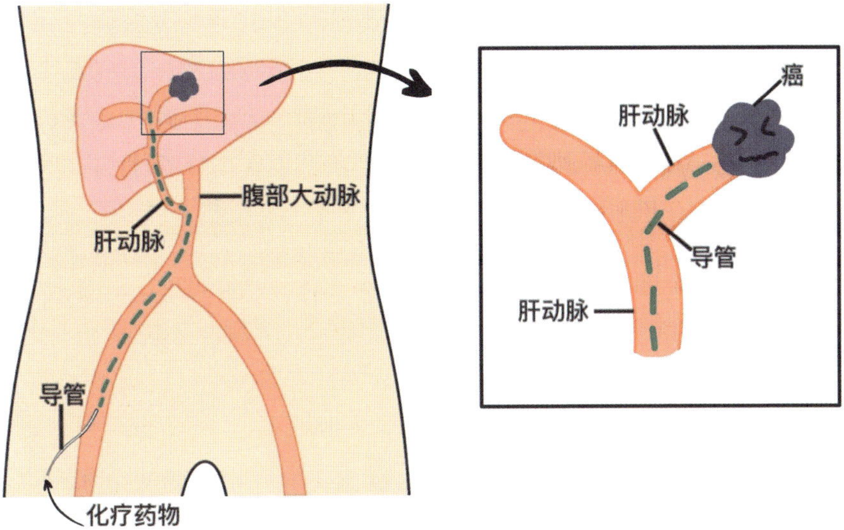

图 1-15　肝动脉灌注化疗

29. “荧光肝”是怎么一回事?

答: 荧光肝（图 1-16）一般是使用吲哚菁绿（ICG）进行荧光显像。ICG 进入人体后与血浆蛋白结合，被肝脏组织代谢，经过胆汁排出体外。正常肝组织可以很快吸收血中的 ICG 并排入胆道，但肝脏肿瘤组织摄取 ICG 后代谢缓慢，导致 ICG 滞留在肿瘤内，这就造成了 ICG 在肿瘤和正常肝脏组织内的差异。

因此，在手术前 1 ~ 3 天，医生将造影剂 ICG 注入患者的血管，通过代谢，肿瘤与正常肝脏组织形成界限清楚的两部分，从而有利于医生更加精确地确定肿瘤边界和手术切除范围，使手术更加精准、彻底。在肿瘤切除后，也可在荧光下探查肝脏断面是否存在绿色的肿瘤残留，及正常肝脏上是否存在绿色的转移灶，从而减少肿瘤复发的可能。

不仅如此，由于 ICG 经肝脏代谢后排入胆道，胆道系统也呈现出绿色，胆囊、胆总管清晰可见，因此该技术也同样可以减少术中胆道损伤的发生。

该技术实现肝脏肿瘤的术中显像，为更加精准的手术提供了有力的保障，同时也可以减少肿瘤的残留、复发及并发症的发生，为患者提供更加精准和优质的治疗。

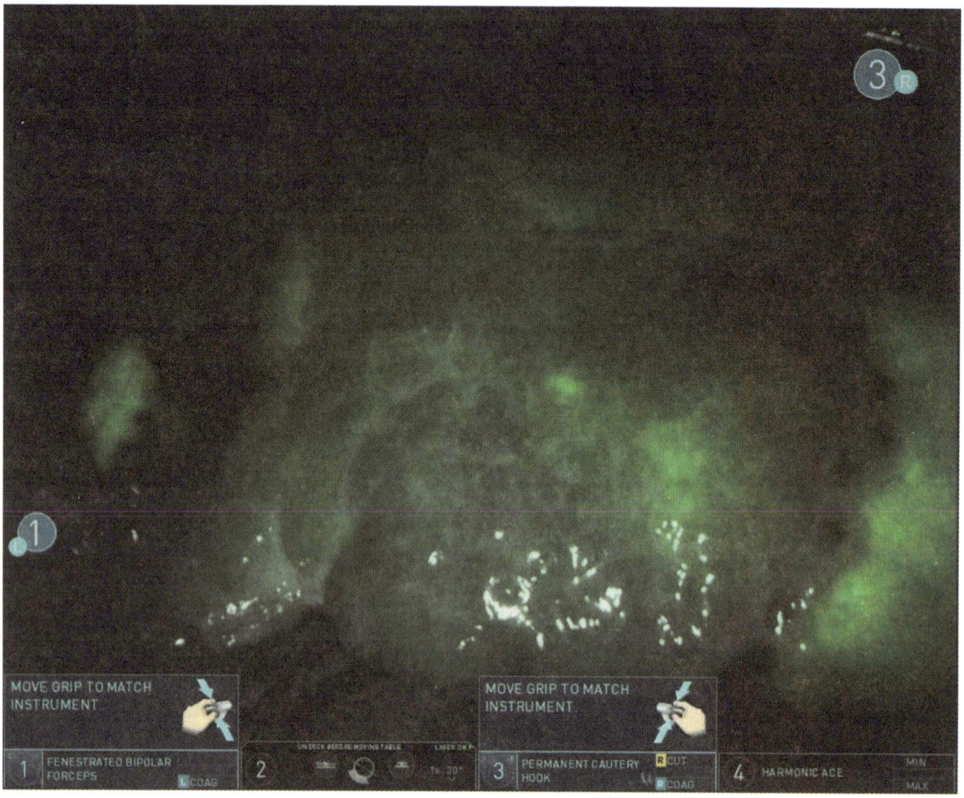

图 1-16 荧光肝显像

30. 肝癌可以进行肝移植吗?

答: 原位肝移植是目前治疗终末期肝病的最有效方法。但是肝癌患者是否可以行肝脏移植治疗需要根据具体情况判断，包括：

（1）肝癌进行肝移植时，有一定的适应证，国际上将以下情况肝癌患者列为肝移植的适应证：没有大血管侵犯、没有肝外转移，单个肿瘤小于 5 cm 或 3 个以内肿瘤每个都小于 3 cm 的患者可以选择进行肝移植。

（2）如果检查发现肝癌已经转移，此时肝移植手术只能改变肝脏本身的病变，但是对于已经转移的肝癌细胞作用不大，后期随着转移瘤的生长，肝癌患者短期内就可能出现生命危险，肝移植效果较差，所以不建议肝脏移植治疗。

（3）如果肝癌患者还合并有严重心、肺、肾脏疾病，或者合并难以控制的感染，都不建议做肝移植。

31. 如何预防肝癌的发生?

答:（1）预防和治疗基础病：及时接种肝炎疫苗，积极治疗肝炎、酒精肝等基础疾病。

（2）保持健康的生活习惯：戒烟酒、健康饮食、适当身体锻炼等。

（3）远离致癌物：远离石棉、油漆等致癌物；不吃含有黄曲霉素的食物，如发霉的花生、大豆等。

建议有基础疾病、长期接触上述致癌物的人群定期检查 B 超、肝功能、肿瘤标志物等，可以早期发现肝癌，尽早治疗，获得较好的治疗效果。

第二节 肝血管瘤

32. 什么是肝血管瘤?

答: 肝血管瘤是一种较为常见的肝脏良性肿瘤，临床上以海绵状血管瘤最多见。多数病例无症状或症状轻微，一般在健康体检行腹部 B 超检查或进行腹部手术时被发现。

肝血管瘤生长缓慢，病程可长达数年，瘤体较小时无任何症状，瘤体增大后主要表现为肝大或压迫胃、十二指肠等邻近器官，引起上腹部不适、腹胀、嗳气、腹痛等症状。当生长于肋弓以下的血管瘤过大，在受外力作用时可发生破裂出血，出现上腹部剧痛、大出血及休克症状，是最严重的并发症之一，但极为罕见（图 1-17）。

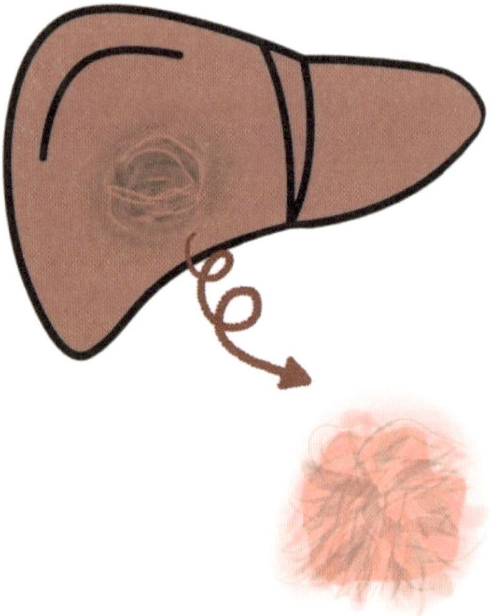

图 1-17　肝血管瘤示意图

33. 肝血管瘤是怎么形成的?

答: 肝血管瘤的确切发病原因目前尚不明确，主要有以下几种：

（1）先天性因素：目前多数学者认为血管瘤的发生为先天性血管发育异常所致，人体在胚胎发育过程中由于血管内皮细胞异常增生而形成肝血管瘤。

（2）后天性因素：有学者观察到女性在青春期、怀孕、口服避孕药时可使血管瘤的生长速度加快，认为肝血管瘤的发生与激素水平有关，体内雌激素、孕激素水平升高可导致瘤体生长，这可能也是女性肝血管瘤发病率较高的原因之一。

（3）其他因素：如毛细血管组织感染后变形，致毛细血管扩张成空泡状，其周围血管充血、扩张，肝内区域性血循环停滞，致使血管形成海绵状扩张（图 1-18）。

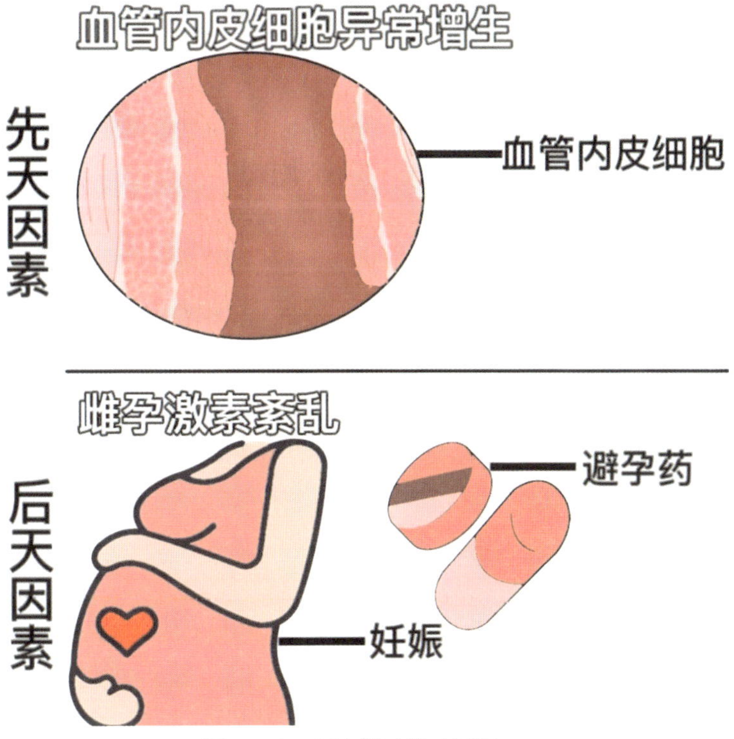

图 1-18　肝血管瘤发病原因

34. 肝血管瘤与体表血管瘤一样吗?

答: 肝血管瘤和体表血管瘤都是由胚胎期间血管细胞增生而形成的常见于皮肤和软组织内的良性肿瘤，但肝血管瘤与体表血管瘤不一样。

肝血管瘤属于体内血管瘤，主要发生在肝脏，瘤体与肝相连，表面光滑，质地柔软，有囊性感及不同程度的压缩感，有时可呈分叶状；而体表血管瘤常见于颌面、头颈、躯干、四肢等部位，其颜色多为红、黑、青且形状不规则或外凸，因其分布于人体表面各部位，从而对患者形象造成一定的影响。

肝血管瘤与体表血管瘤因为部位、形态等都不一样，所以治疗的方法也不一样。如果血管瘤瘤体过大，无论生长在什么部位都会危害患者的健康。此外，血管瘤还可发生感染、溃疡、出血等，从而对患者的生命安全造成威胁，应予以重视，及早就医。

35. 肝血管瘤对身体有危害吗?

答: 肝血管瘤是肝脏常见的良性肿瘤，当肿瘤较小时一般无明显症状，也不会对身体产生影响，但巨大的血管瘤可能压迫邻近脏器，引起一系列症状（图 1-19），甚至可能因为瘤体破裂而引起致命的大出血。肝血管瘤常见的表现有：

（1）胃肠道症状：右上腹隐痛、食欲不振、恶心、呕吐、嗳气、进食后饱胀不适等消化不良症状。

（2）压迫症状：巨大的血管瘤可对周围组织和器官产生推挤和压迫。压迫食管下端，可出现吞咽困难；压迫肝外胆道，可出现阻塞性黄疸和胆囊积液；压迫门静脉系统，可出现脾大和腹水；压迫肺脏可出现呼吸困难和肺不张；压迫胃和十二指肠，可出现胃肠道症状。

（3）破裂出血：肝血管瘤破裂出血可出现上腹部剧痛，出血量较大时可有休克症状。多为生长于肋弓以下较大的肝血管瘤因外力冲击而导致破裂出血。

（4）其他：当巨大血管瘤内血液滞留，会大量消耗红细胞、血小板、凝血因子和纤维蛋白原，引起凝血机制异常。此外，个别患者因血管瘤巨大伴有动静脉瘘形成，回心血量增多，可发生心力衰竭。

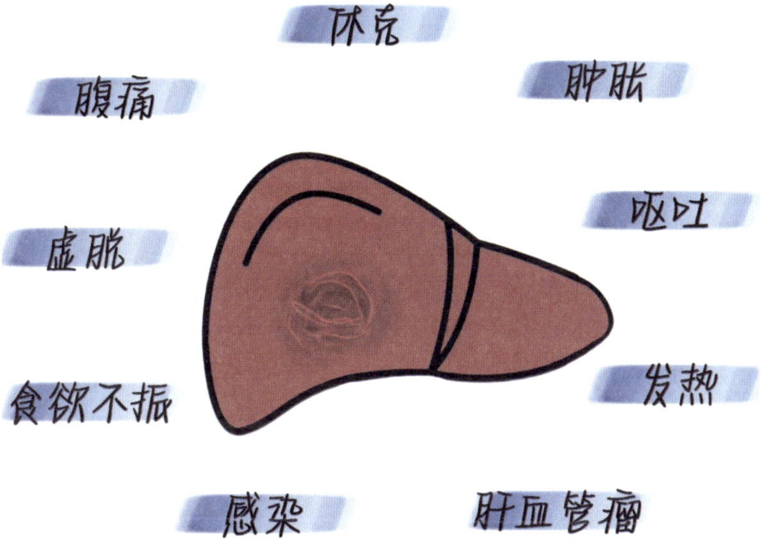

图 1-19　肝血管瘤临床表现

36. 肝血管瘤会癌变吗?

答: 经临床研究证明，肝血管瘤是不会癌变的。但肝血管瘤可与肝脏的其他恶性肿瘤相混淆而导致误诊。比如起初认为是肝血管瘤，但后来发现症状越来越明显，瘤体逐渐增大，进一步检查确诊为恶性肿瘤。这种情况并不是血管瘤发生了癌变，而是一部分肝癌或者其他恶性肿瘤在影像学表现上类似血管瘤，最初被误认为是肝血管瘤。因此，在诊断血管瘤时要慎重，特别是小的血管瘤更需要和肝癌鉴别。

虽然肝血管瘤不会有癌变，但也不能疏忽。肝血管瘤如果逐渐增大，会影响到正常的器官功能，损害肝脏的代谢作用，因此需要及时发现、及早确诊和治疗。

37. 诊断肝血管瘤需要做什么检查?

答: 肝血管瘤缺乏特异性临床表现，影像学检查（如 B 超、MRI、CT）是目前诊断肝血管瘤的主要方法。

（1）超声检查：是检查肝血管瘤的首选影像学检查，B 超可检出直径大于 2 cm 的血管瘤，典型表现为边界清晰的高回声占位伴有后方不甚明显的回声增强效应。超声检查价格便宜、无创无痛、简便易行、普及率高，可短期反复动态观察病灶变化。

（2）核磁共振（MRI）：对本病具有特殊的诊断意义，不会遗漏较小的病变。MRI 诊断肝血管瘤的特异性较高，是除 B 超之外较为常用的检查方法。

（3）CT：对于诊断肝血管瘤具有高度的敏感性和特异性，但对于较小的病变有时仍难与多血供的肝转移癌相区分。

（4）其他：肝动脉造影为有创检查，仅作为术前了解血管瘤与肝脏血管的解剖关系，不列为常规检查项目；肝穿刺活检准确率低且可导致出血，临床极少采用；全身正电子发射计算机断层扫描（PET/CT）对于排除代谢活跃的恶性肿瘤有一定价值。

38. 肝血管瘤会长大吗?

答: 肝血管瘤是一种原发于肝脏的良性病变，可发生在任何年龄段，多发于中年女性。主要是由胚胎发育中血管发育异常所引起的，瘤体较小的肝血管瘤都是处于增长缓慢或不增长的状态，可与人体长期和平共处，但也有极特殊的病例生长速度较快，需加以注意。

为了防止因肝血管瘤增长过快而引发严重后果，患者应每半年至 1 年定期全面复查 1 次，以便及时观察、了解瘤体的大小变化，如有异常情况及早干预治疗。

39. 肝血管瘤会破裂出血吗?

答: 因为包绕肝血管瘤的肝脏组织柔韧性相对较大，所以正常情况下，肝血管瘤自发破裂出血概率很小，有资料表明肝血管瘤自发破裂出血的概率不到万分之一。

但当肝血管瘤位于肝缘，且瘤体较大，遭受到外力作用时，可因局部压力过大而发生破裂出血。此时，患者会出现上腹部剧痛、大出血及休克症状，从而危及生命。因此，肝血管瘤患者应保护上腹部，避免外力撞击，特别是肝血管瘤位于肋弓以下时，更应引起重视，提高警惕。

40. 肝血管瘤能用药物治疗吗?

答: 肝血管瘤没有特殊的药物治疗，肝血管瘤症状不明显或尚未达到手术标准时，可先定期观察。如果出现腹胀、肝区不适、肝功能异常时则可服用一些对症治疗的药物。

已明确诊断的肝血管瘤患者应定期复查随访，观察肝血管瘤大小变化及具体位置，同时应避免口服雌激素或者避孕药，防止诱发肝血管瘤增大。

41. 肝血管瘤需要手术吗?

答: 手术切除是治疗肝血管瘤的最有效的方法。但小的、无症状的肝血管瘤不需治疗，可每隔 6 ~ 12 个月作超声检查，以动态观察其变化。

若患者临床症状明显且严重影响正常生活和工作，或肿瘤直径大于 10 cm，特别是位于肝缘，有发生外伤性破裂危险者，可行手术切除。通常沿肿瘤包膜外分离，完整地切除肿瘤，尽量不损伤正常的肝组织。如有必要，也可以做肝部分切除或解剖性肝切除术；病变广泛分布在左右半肝而不能切除者，可行肝动脉结扎术。

42. 肝血管瘤会复发吗?

答: 肝血管瘤有一定的复发率，但复发率通常较低。

从治疗方式来看，手术切除通常是把肝血管瘤完整切除，原发部位不会出现复发。复发一般见于血管瘤位置特殊难以彻底切除干净、瘤体较小手术之前没有被发现而后随着时间逐渐增大。此外，肝血管瘤采用介入栓塞的方法进行治疗时，介入栓塞不完全，肝血管瘤也会比较容易复发。

从致病因素来说，一般认为在胚胎发育过程中由于肝血管发育异常，引起血管内皮细胞异常增生而形成血管瘤；有学者认为女性激素也是血管瘤的致病机制之一。如果毛细血管组织感染后变形，致使血管形成海绵状扩张也会促进血管瘤的形成。如果这些刺激的因素依然存在，那么肝血管瘤也有可能复发。

43. 肝血管瘤可以预防吗?

答: 肝血管瘤尚无有效的预防措施，但是可以通过避免滥用雌激素、孕激素制剂、做好孕期防护、坚持健康生活方式等措施降低肝血管瘤的发生概率。

（1）避免滥用雌激素：肝血管瘤虽有先天性因素，但其增长却跟后天性因素息息相关。有研究表明雌激素、孕激素水平升高是造成肝血管瘤的重要原因之一，因此避免滥用雌孕激素制剂，将雌激素、孕激素水平控制在合理范围内也有助于预防肝血管瘤。

（2）做好孕期防护：女性在怀孕期间应该做好个人防护，避免感染 EB 病毒或者接触电离辐射、化学物质等，防止胎儿先天发育异常。

（3）健康生活方式：日常坚持进行体育锻炼，以增强体质，提高对抗病原体侵袭的能力，从而避免肝内毛细血管受到感染，引起肝血管瘤。另外，应保证充足的睡眠，减少刺激辛辣食物的摄入，以免肝脏负担过重，从而影响肝脏健康。

第三节 肝囊肿

44. 什么是肝囊肿?

答: 肝囊肿是一种较常见的肝脏良性疾病，一般无明显症状，囊肿过大时可能出现腹痛和腹胀等，部分可触及腹部包块。囊肿可孤立单发，局限累及一叶或弥漫性累及全肝；也可为多发，囊肿大小不等，其中可能含有液体或固体细胞（图 1-20）。

肝囊肿根据病因可分为寄生虫性肝囊肿和非寄生虫性肝囊肿。寄生虫性肝囊肿又称为肝包虫病，是一种人畜共患的寄生虫病，由肝棘球蚴寄生于人体肝脏引起，我国西北（农牧业为主的）地区为高发地区；非寄生虫性肝囊肿又可分为先天性、创伤性、炎症性和肿瘤性囊肿。临床最多见的是先天性肝囊肿，它又可分为单发性和多发性两种。

超声检查是诊断肝囊肿的首选方法，CT、MRI 可明确囊肿的部位、大小、形态和数目。大的肝囊肿 X 线检查可显示膈肌抬高或胃肠受压移位等征象。

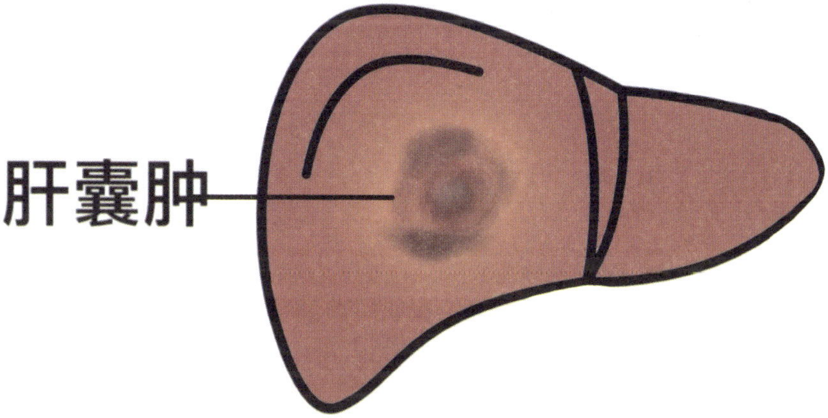

图 1-20 肝囊肿

45. 什么是多囊肝?

答: 多囊肝是一种常染色体基因突变导致的遗传病，在胚胎发育时期因肝内胆管或淋巴管发育障碍导致肝脏多发囊性病变。多囊肝既可以独立存在，也可合并多囊肾存在（图 1-21）。

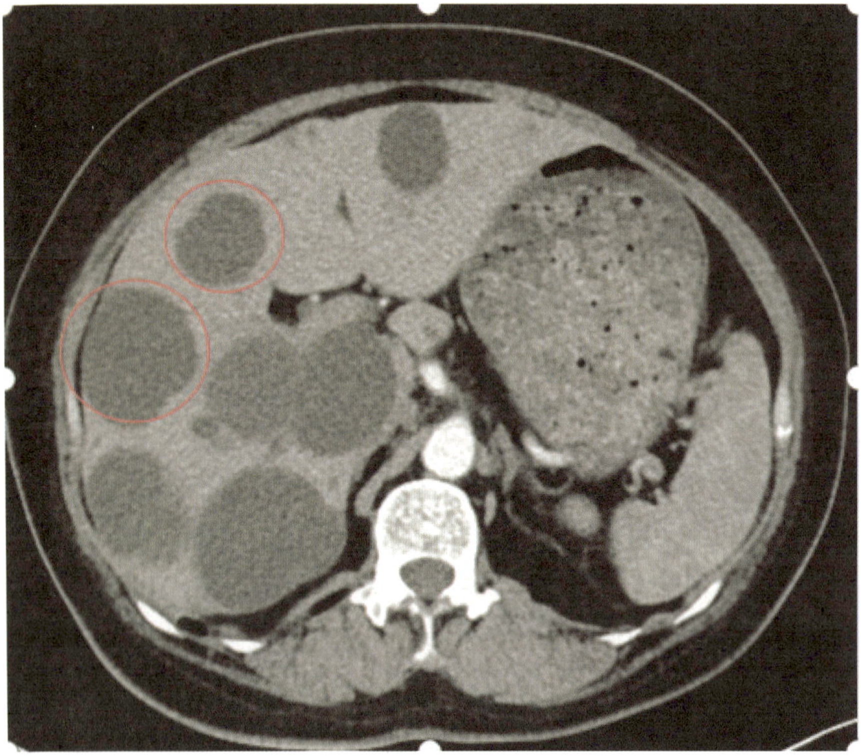

图 1-21 多囊肝 CT 影像图

多囊肝患者大部分无临床症状，且有多囊肝家族遗传史。少数多囊肝患者因肝脏增大可出现腹胀、右上腹疼痛、恶心、呕吐等胃肠道症状，严重者可出现乏力、黄疸、食欲减退等肝功能不全症状。多囊肝患者常合并有多囊肾，当出现肾脏损害时可有高血压、血尿、血肌酐升高、血尿素氮升高等临床表现。

无临床症状的多囊肝一般无需治疗，部分患者因肝体积增大引起器官衰竭或出现囊肿破裂、感染、出血等并发症时需手术治疗和药物治疗。

46. 肝囊肿与多囊肝有何区别?

答: 肝囊肿与多囊肝的区别主要表现为形成原因、生长速度和数量、伴随疾病及临床症状、治疗方式的不同（表 1-2）。

表 1-2　肝囊肿与多囊肝的区别

	肝囊肿	多囊肝
形成原因	可由先天性因素或后天性因素造成	先天性因素，为常染色体显性疾病，具有遗传倾向，患者常有家族史
生长速度和数量	肝囊肿大多生长缓慢，短时间内不会产生较大的变化	多囊肝的囊肿甚少处于“静止”状态，不少患者囊肿生长迅速并不断产生新的小囊肿。囊肿内压力甚高，在行开窗手术时，可看到囊液似水枪的“子弹”一样喷射而出
伴随疾病	是良性病变，一般不会合并有其他疾病	大多合并有多囊肾或其他疾病
临床症状	多数情况下无症状，当囊肿增大或发生并发症时，出现腹痛、恶心等不适状	多囊肝所表现的症状多样化，常出现腹胀、腹痛、肝肾功能异常等症状
治疗方式	一般无需特殊治疗，如果出现症状可以通过药物或手术排出囊液，减轻症状	多囊肝的治疗较为复杂，目前主要采用药物治疗和手术治疗以减轻症状和控制并发症

此外，肝囊肿和多囊肝还存在影像学检查、并发症、发病率、预后等方面的差别，需要在医生指导下根据具体情况进行治疗。

47. 肝囊肿有什么症状?

答: 肝囊肿生长缓慢，可能长期或终生无症状，其临床表现随囊肿位置、大小、数目及有无压迫邻近器官和有无并发症而异。

（1）先天性肝囊肿大多数症状不明显，绝大部分都是在体检时发现。当囊肿越长越大、越长越多时才会出现症状。

（2）当囊肿增大到一定程度，可能会出现压迫症状：压迫胃肠道出现上腹部饱胀感；当囊肿挤压心脏时可诱发心力衰竭，呼吸困难；囊肿压迫膈肌影响呼吸；位于肝门部的囊肿压迫胆管可导致黄疸；当多囊肝压迫时，正常的肝组织越来越少，肝功能也会受到影响。

（3）囊肿内细菌入侵发生感染时可能出现腹部疼痛和发热。

（4）创伤性肝囊肿除了外伤表现，可有右上腹部疼痛及发热。

（5）炎症性肝囊肿常见反复发作的腹痛、发热、黄疸。

（6）肿瘤性肝囊肿可以出现腹部膨隆、腹胀、消瘦等。

（7）肝包虫性肝囊肿可以有过敏反应、腹痛、腹胀、腹部包块、肝大、发热、黄疸、腹水等。

肝囊肿的症状因人而异，如需明确诊断，需要详细的检查。

48. 肝囊肿对身体有什么影响?

答: 肝囊肿的危害包括囊肿体积不断增大压迫周围组织器官、继发感染等。压迫胃肠或周围血管可能会影响胃肠道蠕动，导致消化不良，患者常表现出上腹胀、恶心、呕吐等。压迫胆道可能会引起黄疸，患者常表现出皮肤巩膜黄染。体积较大的肝囊肿有可能会发生破裂和出血，患者可突然出现腹痛、面色苍白、呼吸急促等症状。如继发感染，可表现为腹痛、发热、寒战等症状。多囊肝晚期，还有可能引起肝功能严重损害，出现腹水、肝功能衰竭等严重并发症。

49. 肝囊肿会癌变吗?

答: 肝囊肿是一种常见的肝脏良性疾病。绝大多数的肝囊肿都是先天性的，即先天发育的某些异常导致了肝囊肿形成。除肿瘤性肝囊肿外，肝囊肿一般不会发生癌变，但应警惕肝癌误诊为肝囊肿。临床上有可能将肝囊腺癌误诊为肝囊肿癌变，但这种情况并不是肝囊肿发生了癌变，而是一种少见的囊性改变的恶性肿瘤。

因此，首次发现肝囊肿后，应定期随访，一般每两个月做一次超声检查，随访 1 年以后，如囊肿无变化，可每半年做随访检查，主要是做超声检查和肿瘤标志物检查。

50. 如何治疗肝囊肿?

答: 一般而言，无症状的肝囊肿患者，常常在腹部超声检查或腹部手术时发现，不需要治疗。体积巨大而又有症状的肝囊肿患者，可予以相应治疗，最常用的方法是手术治疗。

一般通过腹腔镜手术切除肝囊肿的部分囊壁，吸净囊液后使囊腔向腹腔开放。对于并发感染、囊内出血的患者，可在“开窗术”后放置引流，再择期拔除引流管；对囊液含有胆汁者，应寻找胆管漏口予以缝合并置管。多发性肝囊肿一般只处理其中可能引起症状的大囊肿，可行囊肿“开窗术”以缓解症状；对病变局限且伴有症状，或开窗术效果不佳者，也可行病变肝段或肝叶切除术。

需要注意的是，先天性肝囊肿不能通过药物治疗和预防，最重要的是定期体检与复查。

51. 如何治疗多囊肝?

答: 通过有创技术物理移除囊肿是进展期多囊肝患者的主要治疗手段，具体的方法包括穿刺引流、超选择性肝动脉栓塞、囊肿开窗术、肝切除及肝移植等。

（1）穿刺引流＋硬化疗法：需在超声或CT等影像学检查引导下完成，首先抽吸主要的囊肿囊液，然后注入硬化剂破坏囊肿壁上皮细胞减少囊液的形成。常用的硬化剂有无水乙醇、米诺环素或四环素等，这些化合物通过降低囊肿内的pH值来破坏囊壁。

（2）超选择性肝动脉栓塞：近年来发现多囊肝的囊肿区仅由肝动脉分支参与供血，而无门静脉参与，是超选择性肝动脉栓塞治疗症状性多囊肝的理论基础。栓塞囊肿的供血动脉后，阻断囊肿供血，可使囊壁缺血坏死，囊液来源被阻断，囊肿缩小甚至消失。

（3）囊肿“开窗术”：主要针对多发的大小相似但囊肿位于肝脏表面的多囊肝患者。“开窗术”主要包括囊肿去顶与囊液引流，通常在腹腔镜下完成。

行“开窗术”的患者约25%出现症状反复、囊肿复发。“开窗术”的主要并发症有腹腔积液、胸腔积液、出血及胆漏等。

（4）肝切除联合囊肿开窗术：肝切除适用于进展期多囊肝治疗，如肝脏明显增大，但至少有1个正常或近似正常的肝胆等。肝切除治疗多囊肝周期较长，难度较大，由于术后常出现腹腔积液、胆漏、腹腔感染等并发症，应用并不广泛。

（5）肝移植：对于合并肝功能异常且不适合行肝切除的严重多囊肝患者，肝移植术是唯一可以治愈的方法。对于遭受多囊肝巨大折磨且药物无法改善症状者，应根据具体情况进行评估，国外许多器官分配机构均有专门针对多囊肝的移植标准。

52. 肝囊肿手术后为什么会复发？

答： 肝囊肿处理后绝大多数都不会复发。肝囊肿治疗后是否复发与治疗方式有关，不同的手术会有不一样的结果。

（1）以往肝囊肿多采用B超引导下行肝囊肿穿刺抽液并进行囊内无水乙醇注入冲洗。术后囊肿复发率高或者容易继发感染，可能与引流管细、易堵塞，囊肿大而注药量有限，药物不能与囊壁充分接触，对囊壁细胞作用不完全有关。

（2）手术行肝囊肿开窗引流后，囊肿窗口被胸腹壁膈肌覆盖，再次形成密闭的囊腔，可造成术后复发。

（3）多发肝囊肿时，肝内较小的囊肿在手术时无法发现，随着时间的延长可能增大形成新的囊肿。

对于肝囊肿的手术治疗，目前腹腔镜技术是肝囊肿首选治疗方法，通过腹腔镜行肝囊肿“开窗术”或“去顶术”。与传统的肝囊肿手术比较，腹腔镜手术具有创伤小、手术效果好、恢复快、住院时间短且复发率低等优点。

第四节　肝脓肿

53. 什么是肝脓肿?

答: 肝脓肿是指肝实质内单发或多发的脓性物聚集。致病微生物侵入肝脏，导致肝脏局部组织炎症、坏死、液化，脓液积聚形成化脓性感染。单个肝脓肿容积可以很大，多发肝脓肿的直径一般在数毫米至数厘米之间，数个脓肿也可融合成一个大的脓肿。常见的肝脓肿有细菌性肝脓肿和阿米巴肝脓肿两种,这两种肝脓肿虽然发病原因不一样,但临床症状与表现是基本一致的。典型临床表现为发热、肝区疼痛、肝大及肝区叩击痛（图 1-22）。

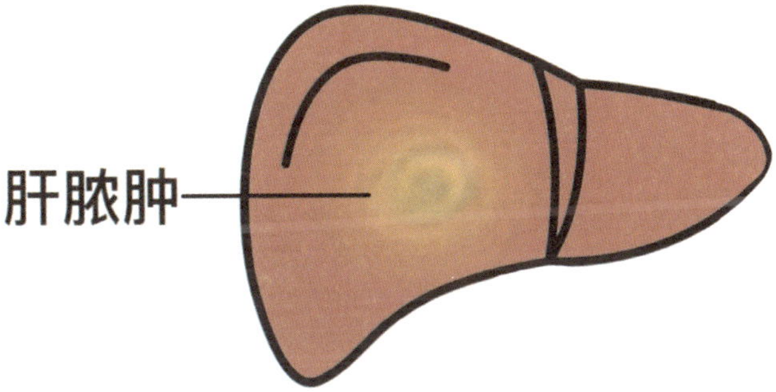

图 1-22　肝脓肿示意图

54. 肝脓肿是如何形成的?

答: 肝脓肿常见入侵途径如下：

（1）胆道：胆道蛔虫症、胆道结石症等并发化脓性胆管炎时，细菌沿着胆管上行，是引起细菌性肝脓肿的主要原因。

（2）肝动脉:体内任何部位的化脓性病变并发菌血症时（如化脓性骨髓炎、中耳炎、痈等），细菌可经肝动脉入侵肝脏。

（3）门静脉：如发生坏疽性阑尾炎、细菌性痢疾等疾病时，细菌可通过门静脉入侵；阿米巴肝脓肿时，结肠溃疡中阿米巴滋养体借其侵袭力进入门静脉系统，到达肝脏。

（4）其他：开放性肝损伤时细菌可直接入侵肝脏形成脓肿。如：鱼刺刺穿胃壁损伤肝脏导致的肝脓肿。阿米巴肝脓肿也可通过肠壁直接侵入肝脏或经淋巴系统到达肝内。

55. 肝脓肿有什么临床表现?

答: 肝脓肿主要症状为发热、疼痛，也会出现消化道不适等伴随症状。具体有以下表现：

（1）发热常为弛张热，体温常在 39 ℃以上且波动幅度大，24 小时内体温波动幅度超过 2 ℃。

（2）疼痛以右上腹疼痛为主，常为持续性钝痛，可放射到右肩。可有肝区触痛，即按压体表对应肝脏部位的区域时会出现疼痛，临床查体时有肝区压痛、叩痛等体征。

（3）伴随症状常有食欲不振、恶心、呕吐、乏力、纳差、腹泻、消瘦等，部分患者可有黄疸，严重者甚至出现感染性休克（图 1-23）。

56. 肝脓肿有哪几类?

答: 肝脓肿按病原体不同可分为细菌性肝脓肿、阿米巴肝脓肿、真菌性肝脓肿及结核性肝脓肿。最常见的是细菌性肝脓肿。

（1）细菌性肝脓肿是指由化脓性细菌侵入肝脏形成的肝内化脓性感染灶，主要由胆道逆行感染、血源性感染及外伤直接感染等引起。大肠埃希菌和肺炎克雷伯菌为主要致病菌，其中大肠埃希菌为胆源性肝脓肿的主要致病菌；肺炎克雷伯菌为隐源性肝脓肿的主要致病菌。

（2）阿米巴性肝脓肿是肠道阿米巴感染的并发症，病原体为溶组织内阿米巴，是一种寄生虫。阿米巴原虫通过门静脉到达肝脏，也可经淋巴系统或

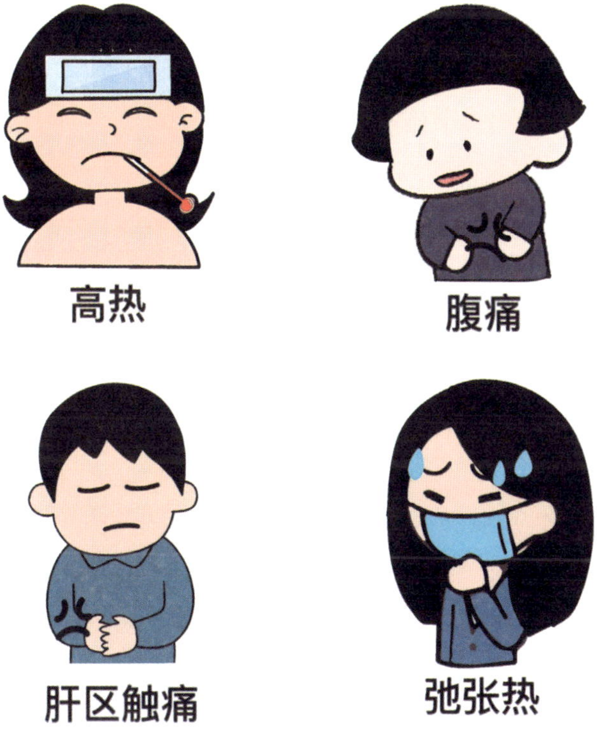

图 1-23　肝脓肿症状

通过肠壁直接侵入肝脏。

（3）由真菌引发的化脓性肝脓肿相对少见，可能发生于免疫功能低下的患者，尤其是伴有血液系统恶性肿瘤的患者。念珠菌是常见的真菌性肝脓肿致病菌。

（4）结核病可出现结核性肝脓肿，临床上较为少见。

57. 肝脓肿会危及生命吗？

答： 肝脓肿应早期治疗，一般预后较好；但如果治疗不及时、病程拖延时间较长，病情严重或治疗不规范可能引起其他器官继发感染，随后可能发展为胸腹腔感染、胆道出血、感染性休克、肝衰竭等，从而危及生命。

肝脓肿如果能够早期诊断、积极治疗，通过及时使用有效的抗生素并排脓、彻底处理原发病灶以及加强全身支持治疗，必要时进行手术干预等处理，常可以取得较好的治疗效果，从而避免病情进展危及生命。

58. 如何治疗肝脓肿?

答: 肝脓肿必须尽早诊断、积极治疗，由于肝脓肿的致病原因不一样，因此治疗方法也有所差异。

（1）使用抗菌药物:细菌性肝脓肿在明确病原菌前,可先使用广谱抗生素，待取得细菌培养及抗生素药物敏感试验结果，再决定是否调整用药；阿米巴性肝脓肿则首先考虑内科保守治疗，全身使用抗阿米巴药物，必要时反复穿刺吸脓;而对于真菌性肝脓肿,不建议在明确病原物前预防性使用抗真菌药物，但对于存在免疫功能低下等高危感染人群，可考虑预防使用药物。

（2）全身支持疗法：给予充分营养，如高蛋白饮食，静脉输注氨基酸、脂肪乳等；纠正水及电解质平衡失调；输注白蛋白纠正低蛋白血症，必要时多次少量输血和血浆等，增强机体抵抗力。

（3）经皮穿刺引流：在使用抗生素的同时，对于单个较大的肝脓肿可在B 超引导下穿刺吸脓，也可置管引流脓液，同时冲吸脓腔并注入抗生素，待脓肿缩小、无脓液引出后再拔除引流管（图 1-24）。

（4）外科切开引流：对于较大的肝脓肿，估计有穿破的可能，或已穿破并引起腹膜炎、脓胸及胆源性肝脓肿或慢性肝脓肿,在全身应用抗生素的同时,应积极进行脓肿切开引流术。

（5）手术切除：对于慢性厚壁肝脓肿和肝脓肿切开引流后脓肿壁不塌陷、留有死腔或窦道长期流脓不愈合，以及肝内胆管结石合并多发性肝脓肿，且肝叶已严重破坏、失去正常功能者，可行肝叶切除术。

（6）中医中药治疗：多与抗生素和手术治疗配合应用，以清热解毒为主。

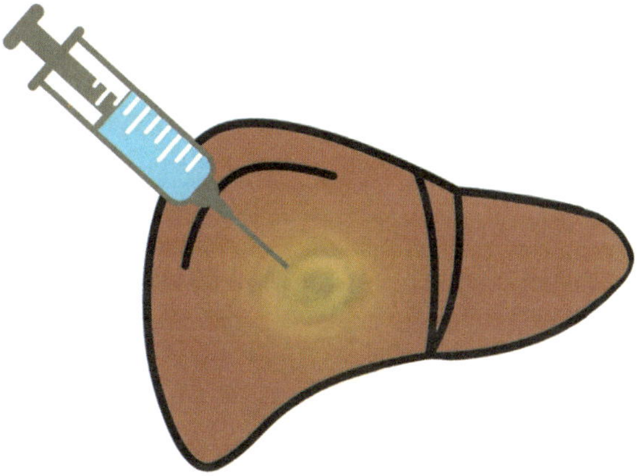

图 1-24　肝脓肿穿刺示意图

59. 肝脓肿能治愈吗?

答: 从医学角度上讲，治愈是指经过临床治疗，患者的症状、体征全部消失。一般来说，肝脓肿可以彻底治愈，但需要结合病因进行针对性的治疗。肝脓肿能否治愈与年龄、体质、原发病、脓肿数目、治疗开始的早晚、治疗的彻底性和有无并发症等密切相关。

患者治愈出院后要加强锻炼，提高抵抗力，尽量避免可能诱发机体抵抗力降低的因素，如大剂量化疗、放疗及长期使用免疫抑制剂等。对容易诱发细菌性肝脓肿的疾病积极治疗，特别是糖尿病患者为高发人群，更应提高警惕。

60. 肝脓肿的并发症有哪些?

答:（1）细菌性肝脓肿并发症:

①胆道梗阻：脓肿如果压迫胆道，可导致胆道梗阻，出现黄疸。

②膈下脓肿：肝右叶脓肿穿破肝包膜，在右侧膈肌下积聚，可导致膈下脓肿。

③急性腹膜炎：肝脓肿穿破进入腹腔，可造成腹腔内感染，发生急性腹膜炎。

④脓胸：肝脓肿突破右侧胸腔，可导致右侧脓胸。

⑤上消化道出血：较为少见。肝脓肿穿破血管和胆管壁，引起大量出血从胆道排出，可表现为上消化道出血，出现黑便、呕血等症状。

⑥心包脓肿：少见，左叶肝脓肿穿入心包，导致心包脓肿。

（2）阿米巴性肝脓肿并发症：

①继发细菌感染：常发生于慢性脓肿，如果脓肿穿破，则感染风险更高。

②肝脓肿穿破：阿米巴性肝脓肿穿破可造成感染扩散，发生其他部位的阿米巴病，如穿破进入消化道可导致恶心、呕吐、腹胀等不适。

如上所述，肝脓肿如得不到及时有效的治疗，脓肿可向邻近脏器或组织结构穿破引起严重并发症。因此，肝脓肿一旦确诊，要尽早积极治疗，预防并发症的发生，避免造成不可挽回的后果。

61. 肝脓肿会复发吗?

答: 经积极正规的治疗，肝脓肿治愈后一般不会复发。但肝脓肿如果治疗不彻底，或患者抵抗力下降，体质比较弱，合并糖尿病、肝炎、艾滋病等疾病时相对容易复发。一般来说，肝脓肿拔除引流管后，还要继续服用 1 ~ 2 个月的药物，才能够彻底消灭肝脏内残留的细菌。另外，肝脓肿是感染性疾病，当有细菌、阿米巴原虫或者真菌再次感染的时候也是有可能复发的。

为了避免肝脓肿的复发，患者应该遵医嘱足量、足疗程服药，积极治疗慢性病，平时饮食清淡，忌辛辣刺激的食物及烟酒，多吃营养价值高的食物，同时适当运动，以增强机体免疫力。

第二章　胆囊及胆道疾病

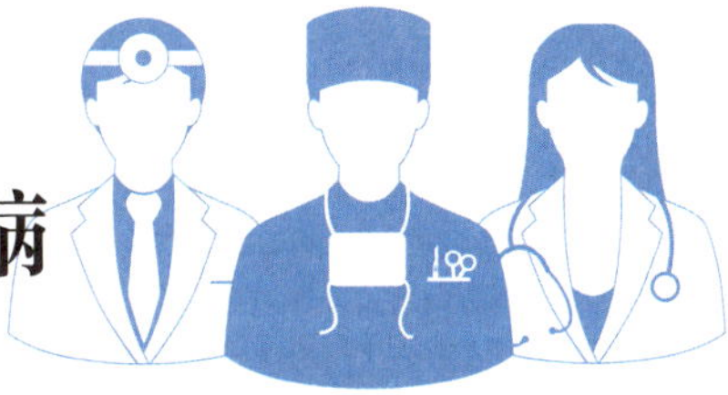

第一节　胆囊结石

62. 胆囊是什么器官?

答: 胆囊与食管、胃、肠等器官一样，都是属于人体的消化器官，呈梨形的囊袋状，长 5 ~ 8 cm，宽 3 ~ 5 cm，容积约 30 ~ 60 ml，相当于鸡蛋大小，可分为胆囊底、胆囊体、胆囊颈三个部分。胆囊可以储存和浓缩胆汁，并将胆汁排入十二指肠，从而促进食物的消化和吸收（图 2-1）。

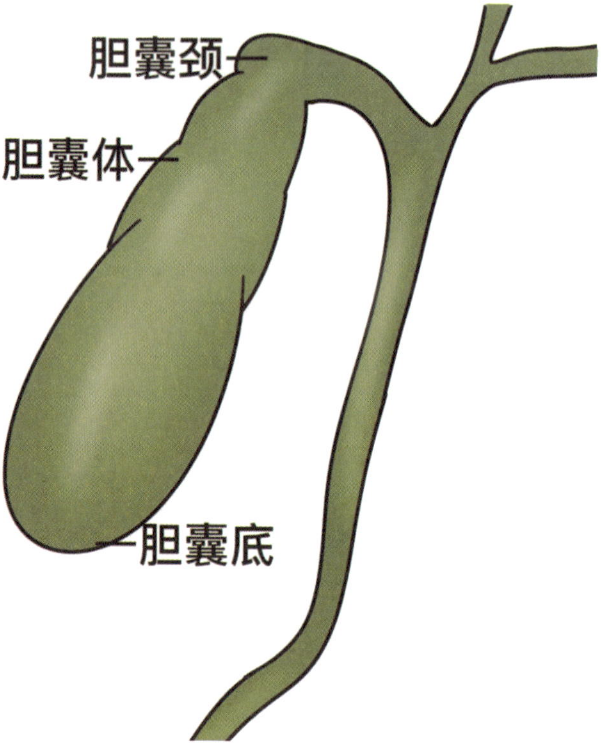

图 2-1　胆囊解剖图

63. 胆囊位于人体的哪个部位?

答: 胆囊位于右上腹，紧贴着肝脏下面，附着在肝的胆囊窝里，借助胆囊管与胆总管相通。下面覆以浆膜，并与结肠右曲和十二指肠上曲相邻（图2-2）。

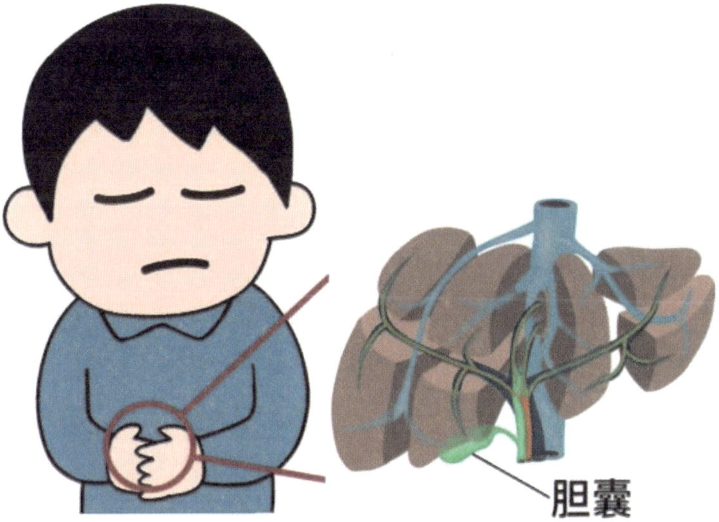

图 2-2　胆囊位置示意图

64. 胆囊有什么作用?

答: 胆囊作为重要的消化器官，具有储存胆汁、浓缩胆汁、分泌黏液、排出胆汁的作用。

（1）储存胆汁：在非消化期间，胆汁储存在胆囊内，当消化需要的时候，再由胆囊排出，同时起到缓冲胆道压力的作用。

（2）浓缩胆汁：金黄色碱性胆汁中的大部分水和电解质由胆囊黏膜吸收返回血液，留下胆汁中的有效成分储存在胆囊内，变成棕黄色或墨绿色、弱酸性的胆囊胆汁。

（3）分泌黏液：胆囊黏膜每天能分泌稠厚的黏液约 20 ml，保护胆道黏膜不受浓缩胆汁的侵蚀和溶解。

（4）排出胆汁：进食 3 ～ 5 分钟后，食物经十二指肠，刺激十二指肠黏膜，产生一种激素叫缩胆囊素，使胆囊收缩，将胆囊内胆汁立即排入十二指肠，以帮助脂肪的消化和吸收，在排出胆汁的同时，也将胆道内的细菌与胆汁一起排出体外。

65. 胆囊为什么会长结石？

答： 胆囊结石（图 2-3）的成因非常复杂，它是环境因素、遗传因素及个人生活方式共同作用的结果。正常情况下，人体肝脏会分泌胆汁促进脂肪等物质消化，但在不健康的饮食及生活方式的影响下，可能引起胆汁分泌紊乱、胆汁成分改变等情况，胆汁内有结晶析出，结晶逐渐钙化，形成结石。

胆结石的病因非常复杂，影响因素很多，任何可使胆汁成分改变或造成胆道梗阻的因素都可能导致胆结石。如高胆固醇饮食、肥胖、糖尿病、高血脂、胆道感染、寄生虫、药物等。

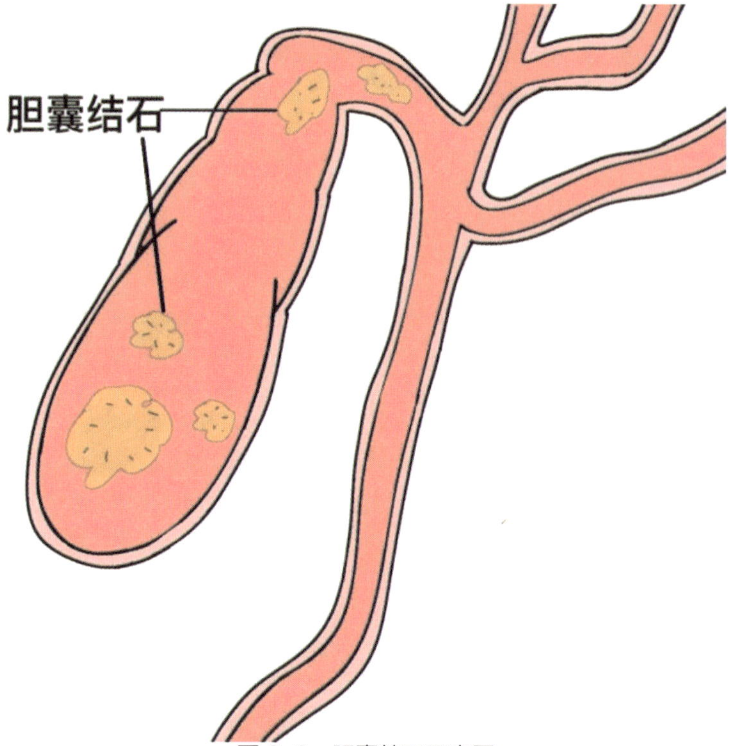

图 2-3　胆囊结石示意图

66. 胆囊结石的主要成分是什么?

答: 胆囊结石主要为胆固醇结石、胆色素结石和混合性结石。胆囊结石的化学成分非常复杂，包含胆固醇、胆红素钙、碳酸钙、磷酸钙、磷脂、蛋白质，以及无机物铜、铁、锰、锌、铅、锶、钛、铬、镍等多种金属元素，而且每一个患者的胆结石的成分也不完全相同。

（1）胆固醇结石：约占胆囊结石的 80%，是胆囊结石最常见的类型，结石通常呈黄绿色，极难溶于水。

（2）胆色素结石：因人体内非结合胆红素含量增加产生。分为胆色素钙结石和黑色素结石，通常颜色更深，相对也更小。

（3）其他：以碳酸钙、磷酸钙或棕榈酸钙为主要成分的其他少见结石。

67. 胆囊结石有什么症状?

答: 部分单发结石的患者往往无症状，一般为体检中偶然发现。当胆囊结石引起胆囊炎症时可出现急性或慢性胆囊炎。

主要症状为上腹部不适和疼痛。部分患者会有胃肠道反应，如恶心、呕吐、腹胀、消化不良等，可能会被误认为是胃肠道不适。胆囊结石长期刺激胆囊黏膜，形成慢性炎症，可出现上腹隐痛、饱胀不适，还可能出现右腰部或右肩部牵涉痛。少数患者胆囊结石在胆囊颈部嵌顿，会引发“胆绞痛”。炎症期还会导致发热、畏寒、黄疸。

68. 胆囊结石为什么会出现右肩背痛?

答: 胆囊结石发作时，炎症刺激内脏神经，神经会传导疼痛的信号到大脑，但是右肩部皮肤的感觉神经和此时传导疼痛的内脏神经上传到同一个颈神经节，因此大脑误以为是右肩部疼痛，这种现象在临床上称为“牵涉痛”。

69. 胆绞痛是怎么回事?

答: 胆绞痛是一种以骤然右上腹或中上腹突起的剧烈“刀绞样”疼痛，常由胆囊炎、胆石症、胆道蛔虫症急性发作引起，主要是因为胆结石或蛔虫在移动过程中嵌顿在出口，引起胆囊及胆总管收缩，胆汁无法排出时诱发胆囊炎，导致右上腹出现绞痛。

70. 胆囊结石疼痛为什么常在夜间发作?

答:胆囊结石疼痛常在夜间发作，主要还是与三餐饮食习惯，胆囊的形状、位置及支配胆囊的神经有关。

（1）饮食不当:晚餐进食较多油腻、难消化的食物，或者吃太饱、大量饮酒，会加重胃肠道和胆囊的负担，胆囊需要成倍地收缩来排空胆汁，这就大大增加夜间胆囊绞痛发生的机会。

（2）体位变化：胆囊就像一个倒放的梨，晚上睡觉时，多处于仰卧位或者左侧卧位，此时胆囊底部的位置较高，胆囊内结石可发生移动，有可能进入胆囊颈部，引起胆囊管的堵塞，胆汁流通不畅，胆囊的张力急剧增加，同时增大的胆囊又会通过一个痉挛性收缩，企图排出结石，胆囊内压力不断增高，随着连续收缩，会使患者感受到难以忍受的剧烈疼痛。

（3）迷走神经兴奋：迷走神经是人体的一种调节循环、呼吸、消化系统的神经。晚上睡觉时，人体的迷走神经较为兴奋，可引起胆囊收缩，从而引起胆绞痛。

71. 哪些原因容易导致胆囊结石症状发作?

答:（1）不良生活习惯:长时间不吃东西，尤其是不吃早餐，或有高热量、高脂、高胆固醇的饮食习惯容易导致胆囊结石症状发作。

（2）胆囊发育异常：若胆道系统形成结构异常，例如胆囊扭曲狭窄，导致胆汁排出不易，会增加胆囊结石症状的发作概率。

（3）胆道感染：胆道感染会改变胆汁的成分，导致胆色素结石的形成，还可造成胆道组织的狭窄，继发胆汁滞留，形成感染与梗阻互为因果的这种恶性循环。

72. 如果患有胆囊结石，该如何诊断？

答：胆囊结石通过 B 超可以确诊，准确率在 90%以上。胆囊结石也可通过核磁共振诊断，能看到更精确的信息，包括胆囊结石的大小、数量、胆囊管出口的直径及胆管的情况。将近一半或者一半以上的胆囊结石在 CT 上是看不见的，所以 CT 不是诊断胆囊结石的首选方法（图 2-4）。

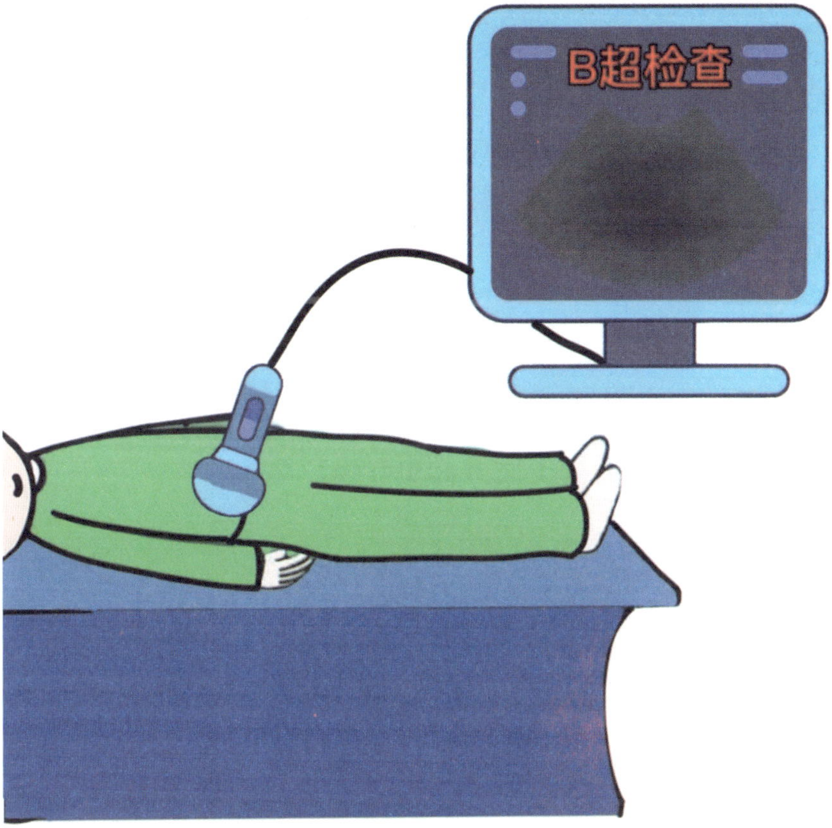

图 2-4 胆囊结石患者行 B 超示意图

73. 哪些人易患胆囊结石?

答:(1)肥胖人群:肥胖人群的体内胆固醇较高,饮食习惯又偏爱高胆固醇、高脂肪油腻食物,因此肥胖人群是胆囊结石的高发人群。

(2)女性:女性胆结石发病率高于男性,特别是喜静少动、体质肥胖的中年女性,运动和体力劳动减少,造成胆囊肌收缩力下降,胆汁排空延迟,为胆结石的形成创造了条件。

(3)糖尿病患者:糖尿病患者由于胰岛素不能有效地抑制脂肪分解,而且2型糖尿病患者又常常合并有肥胖、血脂紊乱和高胰岛素血症,最终造成肝内合成的胆固醇增加,胆汁中的胆固醇,胆汁酸与磷脂含量比例失调,胆固醇处于饱和状态,水溶性差,容易形成结石。

(4)怀孕期妇女:研究表明多次分娩、高龄、血清脂质异常(如低HDL-C、高LDL-C)、维生素D摄入不足和总胆固醇(TC)偏高,均能增加胆囊结石的发病风险。

(5)肝脏疾病患者(如肝硬化):肝功能受损的患者,胆汁代谢异常,部分慢性肝硬化患者容易出现胆汁淤积,胆红素异常升高,从而增加胆道系统结石的发生。

(6)胃肠手术后患者:手术可能导致胆囊肌肉收缩无力,不能有效地排出胆汁,最终造成胆汁淤积在胆囊中,促进结石形成。

74. 诊断胆囊结石,CT比B超更好吗?

答:在诊断胆囊结石时,B超比CT更好。B超为胆囊结石首选检查,超声显示胆囊内强回声团随体位改变而移动、其后有声影即可确诊为胆囊结石。B超的优势在于在诊断胆囊结石时不受结石成分的影响,直径大于0.3 cm的结石均可在声像图上出现典型的结石光团和声影,且超声检查可以较为清楚地显示结石所在的位置,结石的数量、大小、形状及胆道梗阻或扩张的情况,能分辨单发型结石、多发型结石、泥沙样结石、充填型结石等,所以B超对胆囊结石具有确诊的意义,其具有无创、可重复、快速、价廉等优点,患者更容易接受。

CT 诊断胆囊结石的敏感性不及 B 超，胆囊结石显影的清晰度与胆石的成分相关，结石含钙量越高，显影越清晰，而高胆固醇含量的结石由于与周围胆汁密度相近而难以显示。

75. X 线可以检查出胆囊结石吗？

答： X 线可以检查出胆囊结石，但临床上一般不作为常规检查。这是因为胆囊结石在普通 X 线平片中显示率很低，对于胆囊结石的诊断价值不大。

胆囊结石大部分为胆固醇结石，极少部分为胆色素结石，由于其含钙量较少，所以在普通 X 线上显示率不高。有 10% ~ 15% 的患者结石含钙超过 10%，这时腹部 X 线可以检查出胆囊结石，表现为数目不等的小点状、星状、环状、分层环状的圆形或不规则阴影。

76. 胆囊结石会引起黄疸吗？

答： 单纯胆囊结石极少引起黄疸，但当胆囊结石引起胆囊管梗阻，胆囊肿大压迫肝胆管，胆囊炎症波及肝胆管或胆囊结石落入胆总管，引起机械性梗阻时，使得胆汁排入胆道受阻，胆汁反流入肝血窦并进入血液时则会引起黄疸。长时间的梗阻性黄疸会损害肝细胞，合并肝细胞性黄疸，最终还会导致胆汁性肝硬化。

当胆囊结石患者出现皮肤、巩膜和黏膜黄染，或小便颜色加深，大便颜色变浅时可判定合并黄疸。某些胆囊结石合并黄疸的患者病情凶险，如急性重症胆管炎患者若不及时治疗，极易出现感染性休克、精神异常和肝衰竭等并发症，这种情况应及时处置。

77. 胆囊结石会引起胰腺炎吗？

答： 胆囊结石有可能会引起胰腺炎。当胆囊结石落入胆管、阻塞胰管或胆胰管共同开口，导致通道受阻，胆汁和十二指肠液逆流，损伤胰腺组织时会引发胆源性胰腺炎。

胆源性胰腺炎主要症状为腹痛，初始为间歇性，之后逐渐呈持续性，部位及性状与急性胰腺炎相似，可伴有发热与黄疸。

78. 胆囊结石可以溶石治疗吗？

答：胆囊结石是否可以不采用手术而是通过药物溶石治疗一直是患者非常关心的问题。美国曾在 19 世纪 70 年代生产一种名为鹅去氧胆酸的药物来溶解结石，但不久后被临床证明存在如肝毒性副作用等严重安全隐患，现基本被临床淘汰。随后，科学家发明一种名为熊去氧胆酸的药物来溶解胆囊结石，其溶石的原理是抑制肝脏胆固醇的合成，增加胆固醇在胆汁中的溶解性，有一定的概率能溶解胆囊胆固醇结石，但其适应证只针对胆固醇结石，且价格较为昂贵，服药周期长，至少需 6 ~ 12 个月才可能见效，长期服用仍然有腹泻、肝功能受损等不良反应。因此，目前全世界医学界普遍的观点是药物溶石的危险性大，疗效存在争议，故不作推荐。

79. 胆囊结石要不要切除胆囊？

答：国内外临床指南均推荐将胆囊切除术作为胆囊良性疾病的治愈手段。因此，胆囊结石无论有无症状，均推荐实施胆囊切除术。

80. 胆囊结石什么时候手术比较好？

答：一般情况下，控制炎症后再进行手术。这是由于胆囊结石急性发作时，由于炎症导致胆囊区域局部组织存在充血、水肿、粘连，所以手术容易造成该区域的左右肝管、胆总管、门静脉等重要解剖结构损伤，导致严重甚至是不可逆的并发症，给患者造成终身痛苦。因此，只有先控制炎症，才能减少手术并发症，缩短患者住院时间、减轻痛苦，尽快恢复健康。

对于合并糖尿病、心脏病、肺气肿、肾病、肝病等重要器官疾病的胆结石患者，必须先做相应的辅助治疗，以选择适合胆囊切除的手术时机。除此之外，有下列情况应考虑手术治疗：

（1）结石反复引起临床症状或结石嵌顿于胆囊颈胆囊管者。

（2）结石数量多，且结石直径≥ 2 ～ 3 cm。

（3）胆囊壁钙化或瓷性胆囊。

（4）伴有胆囊息肉≥ 1 cm。

（5）胆囊壁增厚（＞ 3 mm），即伴有慢性胆囊炎。

（6）保守治疗无效的胆囊炎。

（7）可能引起胆囊穿孔，合并急性梗阻性化脓性胆管炎。

81. 胆囊结石能行保胆取石术吗?

答: 2021 年,中华外科杂志发表了《胆囊良性疾病外科治疗的专家共识》,不推荐对胆囊良性疾病实施保胆取石手术，也不推荐使用药物溶石和体外冲击波碎石等治疗方法，胆囊切除术是胆囊良性疾病的首选手术方式。

该共识反对开展不科学的保胆取石及胆囊部分切除术，因为结石复发风险高,残留胆囊有继发胆囊癌变的风险,尚不能作为胆囊结石治疗的规范手段。

82. 什么是开腹胆囊切除术?

答: 开腹胆囊切除手术（OC）（图 2-5）适应证广，适用各种类型胆囊疾病，特别是胆囊结石嵌顿伴急性胆囊炎，合并胆总管结石需要探查胆总管的患者。该手术通过腹部切口进行，通常取右肋下切口进腹，其作为经典术式，已沿用多年，该术式的优点是可在直视下完成手术，组织解剖结构清晰，有利于手术顺利进行。相对于腹腔镜胆囊切除术（LC）存在以下不足：

（1）手术创伤大，术后瘢痕明显。

（2）手术时间长。

（3）术后恢复慢，住院时间长。

（4）易引发切口疝、切口感染、裂开等切口相关并发症。

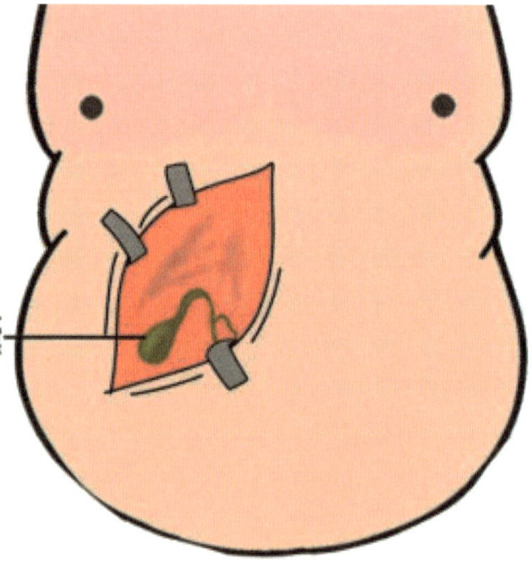

图 2-5　开腹胆囊切除术示意图

83. 什么是腹腔镜胆囊切除术?

答: 腹腔镜胆囊切除术（LC）（图 2-6）是胆囊结石患者常用的手术方式，是在腹部打孔经腹腔镜使用器械切除胆囊，手术简单而安全。到目前为止，腹腔镜胆囊切除术已先后经历了四孔法、三孔法、两孔法，并最终实现了单孔的突破。与传统的开腹胆囊切除术相比，腹腔镜胆囊切除术（OC）具有下列优势：

（1）创口小、损伤小、并发症少。

（2）疼痛轻：患者疼痛感小。

（3）恢复快：大大减少了对脏器的损伤和对脏器功能的干扰，使术后恢复时间缩短。

（4）手术时间短、住院时间短：一般情况下手术后 6 ~ 8 小时可下床，12 ~ 24 小时肛门排气即可进食，3 ~ 5 天出院，1 周后基本恢复，费用相对降低。

（5）出血少：术中几乎不出血。微创手术视野比较清楚，血管处理会更精细，加上采用超声刀等先进止血器械，有助于减少出血量。

虽然腹腔镜胆囊切除术有以上优势，但也存在手术器械操控灵活性差、无法进行手工探查、视野相对局限等缺点。因此，在临床上，医生会考虑患者的情况、自身水平及医疗条件等方面的因素，选择最为安全可靠的方案。

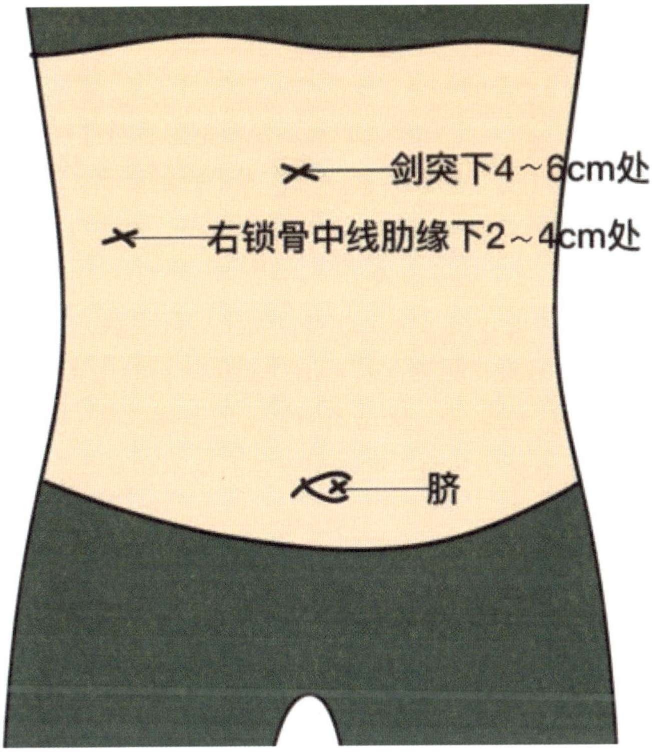

图 2-6　腹腔镜胆囊切除术（LC）

84. 什么是胆囊造瘘术？

答： 胆囊造瘘术是一种较为简单的急救手术，目的在于引流胆汁、降低胆压、消除胆道炎症，对耐受力差而又必须及时引流解除梗阻的胆囊炎或胆石症的危重患者，能起到挽救生命、改善全身及局部情况的作用，为再次手术打下基础。

研究证明，在治疗高危急性胆囊炎患者时经皮胆囊造瘘术具有效率高、疼痛较轻、手术时间短、术中出血量较少、术后并发症发生率低、住院时间短等优势。但胆囊造瘘术必须在胆囊管及肝总管无梗阻时才能奏效，且由于大部分患者可行一期胆囊切除，以及胆囊穿刺置管引流术的运用，故此手术已较少应用。

85. 胆囊造瘘术后是否还要切除胆囊？

答：胆囊造瘘术后是否要切除胆囊，要根据患者具体病情进行分析。

大部分因为急症需要进行胆囊造瘘手术治疗的患者，在胆囊造瘘手术中发现明显的胆囊炎症、肿胀、化脓、坏死的情况，术中就可能会引起大出血或误伤到胆囊。因此对于这类患者，一般会在造瘘术3个月后择期行胆囊切除，此时胆囊急性炎症消退，全身情况改善，便于施行手术。

对于胆囊切开取石，胆囊造瘘术治疗胆囊结石的患者，特别是无症状结石，由于其损伤小、恢复快、操作简便、保留胆囊等特点受到患者欢迎，这种胆囊造瘘术一般不需要切除胆囊，但是结石再生率高。

86. 哪些患者适合做腹腔镜胆囊切除术？

答：腹腔镜胆囊切除术适应人群主要为：

（1）胆囊炎：有症状的胆囊炎患者，尤其是急性发作期，适合进行腹腔镜胆囊切除术。

（2）胆囊息肉：腹腔镜胆囊切除术适用于有症状和手术指征的胆囊息肉患者。部分胆囊息肉可能存在癌变风险，因此需要及时手术治疗。

（3）胆囊结石：腹腔镜胆囊切除术适用于有症状和手术指征的胆囊结石患者。结石过大或过小都需要手术治疗，特别是对于直径大于3 cm的胆囊结石，手术指征更为明确。

（4）糖尿病合并胆囊结石：糖尿病患者合并胆囊结石时，腹腔镜胆囊切除术可以在血糖控制良好的情况下进行。

（5）瓷化胆囊：是一种胆囊壁变厚的疾病，可能导致胆囊功能丧失。腹腔镜胆囊切除术是治疗瓷化胆囊的有效手段。

在日常生活中，腹腔镜胆囊切除术适应证还需结合患者的具体病情、身体状况和医生建议来确定。在手术前，患者应进行全面检查和评估，以确保手术的安全性和有效性。

87. 哪些患者不适合做腹腔镜胆囊切除术?

答: 不是每个胆囊疾病患者都可以选择腹腔镜胆囊切除术，但是绝大部分需要胆囊切除的患者都可以采用腹腔镜胆囊切除，腹腔镜胆囊切除有其适应证也有其禁忌症，但都不是绝对的。目前，大家比较公认的禁忌症有：

（1）出血性疾病：血小板异常，出现出血性疾病，例如单纯性紫癜、过敏性紫癜等疾病。

（2）严重的心肺功能不全：患者可能无法耐受麻醉，进行手术时会导致疾病加重，手术时可能会出现不良反应。

（3）精神性疾病：患者无法控制情绪及心情，无法配合手术。

（4）出现胆囊坏疽、穿孔等严重并发症的急性胆囊炎。

（5）急性重症胆管炎或急性胆石性胰腺炎者。

（6）胆囊癌或胆囊隆起样病变疑为胆囊癌者。

（7）慢性萎缩性胆囊炎。

（8）严重肝硬化伴门静脉高压者。

（9）上腹部手术史、腹腔广泛粘连、腹腔感染、腹膜炎者。

（10）妊娠三个月以上的孕妇。

88. 腹腔镜胆囊切除术有哪些并发症?

答: 腹腔镜胆囊切除术是一种安全、可靠治疗胆石症的方法，具有痛苦少、创伤小、恢复快等优点，但亦有其自身的并发症。临床存在的并发症主要有：

（1）出血：腹腔镜胆囊切除术后出血多为胆囊三角区的穿刺孔、血管出血及胆囊床渗血。严重的患者可有术后大量出血，出现血压下降、肢端发冷、皮肤发绀等失血症状。术后如出现面色苍白、冷汗、脉搏细弱、血压下降、腹腔引流管引流出大量血性液体等情况时，应立即告知医生及护士。

（2）感染：切口感染表现为红、肿、热、痛、有脓性分泌物，切口不愈合或裂开；腹腔感染可表现为腹痛、腹胀，还可能出现全身发热、乏力等。

（3）胆管损伤：主要是由于胆囊三角解剖关系不清及先天性解剖变异，LC 手术操作时使用电钩分离三角，热传导导致胆总管撕裂、横断和电凝烧伤。如若处理不当或者不及时，可出现腹膜炎、脓毒症、器官功能衰竭，乃至危及生命。

（4）胆漏：患者可出现腹胀、腹痛、发热、腹膜刺激征等表现，或腹腔引流出黄绿色胆汁样引流液，术后需观察腹部体征及引流液情况。

（5）肠梗阻：手术会对肠道造成刺激，若术后缺乏活动、出现感染和炎症，会使肠道粘连，导致排便不畅。若出现严重腹痛，需术后应用抗感染药物，鼓励早期下床活动，进食富含膳食纤维的食物，避免肠梗阻发生。

（6）皮下气肿：多发生于胸腹部、阴囊等处，局部表现为捻发感。轻微的皮下气肿可自行消散，严重的皮下气肿则需作穿刺抽气、吸氧等紧急处理。

此外还可能发生穿刺损伤内脏、脏器电灼伤、胆总管残余结石、胆囊破裂和胆石散落、邻近器官损伤等并发症。

89. 胆囊切除术后胆管会残留结石吗？

答： 胆囊切除术后有残留结石的可能。胆总管结石残留是胆囊切除术后并发症之一，根据患者早期出现黄疸、腹痛、发热等病史，结合 B 超检查结果大部分病例可确诊。其主要原因有以下几点：

（1）目前常规 B 超检查对胆总管末端敏感性差，易漏诊其末端的隐匿结石。这些隐匿的胆总管结石细小，位于胆总管下端无嵌顿，再加上胆囊的调节和缓冲作用，患者可无明显症状。胆囊切除后，调节和缓冲机制丧失，原胆道内的平衡被打破，结石活动嵌顿引起术后胆绞痛发作，出现黄疸。

（2）当胆囊管直径粗大、胆囊结石较小和数量较多时，术中逆行切除胆囊可将细小的胆囊结石挤压入胆总管内，当胆囊管遗留过长时，其内残留的小结石术后易进入胆总管，引起结石残留。

90. 胆囊切除术后胆管还会长结石吗?

答: 胆囊切除术后胆管一般不会长结石，胆囊结石与胆管结石形成机制不同，若发现结石则可能有以下原因：

（1）手术前胆总管就已继发结石，但被胆囊结石的症状掩盖而未被发现。

（2）手术前近期未复查 B 超，发生胆囊排石未被发现。

（3）术中挤压胆囊使结石掉入胆总管造成胆总管继发结石。

91. 胆囊切除术后还会复发胆囊结石吗?

答: 胆囊切除术后不会复发胆囊结石，但是胆囊结石与胆管结石形成的原理及结石的性质是不同的。胆囊结石主要由于人体代谢失常等造成的，其成分主要为胆固醇。胆管结石由于反复感染等造成的，主要成分为胆红素钙。因此，会不会形成胆管结石，还要看是否存在胆管结石形成的条件。

92. 胆囊结石可以碎石治疗吗?

答: 一般情况下，胆囊结石不能碎石治疗。

碎石治疗是通过体外碎石机发射高能量的冲击波，把冲击波聚焦在结石上，将结石击碎，使之随尿液排出体外。胆囊结石通过碎石治疗被击碎之后，体积较大的结石会变成体积较小的结石，这些体积较小的结石更容易经由胆囊管掉入胆总管，使得胆道堵塞，胆汁排泄不畅，导致感染，可能会引发胆管炎、胆道梗阻等一系列并发症。所以，一般情况下对于胆囊结石患者不建议进行碎石治疗。

93. 胆囊结石与胆囊癌有关系吗?

答: 胆囊结石与胆囊癌有关联。胆囊癌是胆道系统常见的恶性肿瘤，发病时症状不明显，可能被误诊为其他疾病。胆囊结石与胆囊癌的发生发展密切相关，胆囊结石的性状、细菌感染、胆汁毒素及遗传因素均是胆囊癌发生的可能诱因。糖尿病、雌激素、肥胖等因素与胆囊结石相互作用可增加胆囊结石患者胆囊癌的发生风险。

研究表明,胆囊癌更可能在年龄较大（＞65岁）、体质指数（BMI）偏高、合并糖尿病的胆囊结石患者中发生。流行病学显示，70%的胆囊癌患者与胆结石有关。

胆囊癌合并胆囊结石是无结石胆囊癌的13.7倍，直径3 cm结石发生胆囊癌是直径1 cm结石患者的10倍，而胆囊结石至发生胆囊癌的时间为10～15年，这说明胆囊结石的长期物理刺激也是引起胆囊癌的原因之一。

94. 胆囊结石合并胆囊癌怎么办?

答: 外科手术治疗是胆囊癌患者的首选治疗方案，结合化疗、放疗、靶向治疗等能够提高患者的预后，手术切除的范围依据胆囊癌分期可分为单纯胆囊切除、胆囊癌根治性切除术、胆囊癌扩大根治术和姑息性手术四种。

总的来说，了解胆囊癌的危险因素，早期识别胆囊癌高危患者并行预防性胆囊切除术是防治胆囊癌的关键。对于有症状的胆囊结石患者，特别是结石直径大于3 cm、胆囊息肉单发、腺样息肉及瓷化胆囊，应积极行胆囊切除。

95. 无症状的胆囊结石患者需要治疗吗?

答: 无症状的胆囊结石是指患者无明显临床症状，经影像学检查确诊为胆囊结石。随着健康意识的提高及影像学技术的普及，无症状胆囊结石的检出率逐年增高。对于此类患者是否应行手术治疗目前尚存有争议。但由于胆囊结石是胆囊癌的危险因素，因此无论有无症状，均推荐手术切除胆囊。

对于暂不接受手术的无症状胆囊结石患者，应密切观察随诊，出现临床症状如腹痛等，或出现胆囊结石相关并发症如急性胰腺炎、胆总管结石或胆管炎等，以及有胆囊癌的危险因素时，应及时实施胆囊切除术。

96. 胆囊切除后对人体有影响吗?

答: 胆囊切除后对人体是否有影响，这需要从胆囊的生理功能说起。胆囊的主要生理功能是储存和浓缩胆汁，肝脏每天分泌 800 ~ 1200 ml 胆汁，在胆囊中浓缩储存起来。当食物经过十二指肠时胆囊收缩使浓缩胆汁流至十二指肠，参与脂肪的乳化并促进吸收。

绝大多数患者的胆囊在术前就已经不同程度地丧失了其正常功能。胆囊切除后，胆管会扩张，黏膜会增厚，胆管的黏液腺分泌会增多，胆管经常将胆汁排入十二指肠，以代偿因此失去的胆囊储存、浓缩胆汁的功能，而不至于影响脂肪的消化和吸收。

当然，手术后患者身体的恢复和胆道系统代偿功能的重建均需要一个过程,部分患者术后会出现腹泻现象,但可通过代偿使消化功能得到调节或补偿。极少数患者术后仍有右上腹绞痛、饱胀不适、恶心呕吐等症状，这可能与胆道功能紊乱、胆管内结石残留有关，查明原因后可消除临床症状。

97. 胆囊切除术后为什么会出现腹泻?

答: 胆囊的主要功能是浓缩和储存胆汁，胆囊切除术后，患者胆汁不再浓缩和储存，而是通过胆道直接进入肠道，会对肠道产生刺激，甚至引起菌群失调的情况，加快肠道运动，从而引发腹泻，但最终可通过胆管代偿使消化功能逐渐得到调节或补偿。

98. 胆囊切除术后出现腹泻怎么办?

答: 术后不久出现腹泻为正常现象。这种情况一般在 3 ~ 6 个月内随着人体本身的代偿功能而逐渐好转，直至完全恢复。

在此期间，患者应该控制饮食，少吃高脂、辛辣、生冷等刺激性食物，不要暴饮暴食，还可以补充一些消化酶和调节肠道功能的药物，特别是在进食较多、较油腻时,补充一些含较高脂肪酶的制剂。如果在术后很久还未好转，就应该根据具体情况开展相应的检查，找到病因后进行对症处理。

99. 中药可以治疗胆囊结石吗?

答: 中医认为胆结石多归于中医“胁痛”“黄疸”范畴，是因情志不清，过食肥甘油腻等导致肝气不舒，脾失健运，湿热内生，热煎胆汁，凝结成石，石阻胆道，遂生诸证。中医中药治疗胆结石已有一两千年的历史，有着丰富的治疗经验，在治疗上，以“疏肝利胆、通腑泄热、通里攻下”为原则，充分发挥中医辨证施治的优势，除服用中药外还配合针灸、耳针、膏药敷贴等方法以达到排石、溶石、防石的作用，并取得了一定的疗效。

虽然中医治疗胆囊结石、胆囊炎不良反应少且无禁忌证，但是由于较大结石的排出比较困难，因此，当胆囊结石不小于 1 cm 时，一般不推荐使用中医中药治疗。此外，在胆结石炎症期应采取西医抗炎补液治疗，出现腹痛、寒战、高热和黄疸等症状时应尽早采取手术治疗。

100. 如何预防胆囊结石?

答: 预防胆囊结石的发生可以采取饮食调理、控制体重、规律进食、多喝水、适当运动等方法。

（1）饮食调理:减少高脂肪食物和高胆固醇食物的摄入，增加高纤维食物，如水果、蔬菜和全谷物的摄入。

（2）控制体重：肥胖是胆囊结石形成的危险因素之一，控制体重在正常范围内，避免肥胖和快速减肥。

（3）规律进食：避免长时间空腹和过度进食，尽量保持规律。空腹会导致胆汁积聚，增加结石形成的风险。

（4）多喝水：每天饮用足够的水，充足的水分可以帮助稀释胆汁，降低结石形成的概率。

（5）适当运动：适当进行体育运动，促进代谢，增强身体抵抗力，帮助预防疾病。

第二节　胆囊炎

101. 什么是胆囊炎?

答: 胆囊炎是由于胆囊管梗阻、细菌感染、缺血等因素引起的胆囊内发生的急、慢性炎症反应的过程，是较为常见的消化系统疾病。根据其起病缓急分为急性胆囊炎和慢性胆囊炎。

（1）急性胆囊炎主要有右上腹疼痛、恶心、呕吐和发热等症状。

（2）慢性胆囊炎可有结石及急性发作史，常有上腹或右上腹疼痛，以及上腹饱胀不适、反酸嗳气、恶心、呕吐等消化不良的症状。

102. 胆囊结石一定会引起胆囊炎吗?

答: 虽然胆囊结石是造成胆囊炎的重要原因，但并不是有胆囊结石就一定会得胆囊炎。如单个较大的胆固醇结石,不易发生嵌顿,只是飘浮在胆汁中，就不一定会引起胆囊炎，也可能没有症状。据统计，约 50% 的胆囊结石患者终生无症状，但无论有无症状，均推荐实施胆囊切除术。对暂不接受手术的无症状患者应密切随访。

103. 什么是急性胆囊炎?

答: 急性胆囊炎是胆囊管梗阻和细菌感染引起的炎症，是一种常见急腹症（图 2-7）。主要症状有右上腹阵发性绞痛、腹膜刺激征、墨菲征阳性等，严重时还可能出现寒战、高热、黄疸。急性胆囊炎的发生通常与胆囊管阻塞有关，如细菌感染、胆囊管狭窄、胆囊颈梗阻、胆汁淤滞等。另外，日常的不良饮食习惯和生活方式也是诱发该疾病的重要因素。

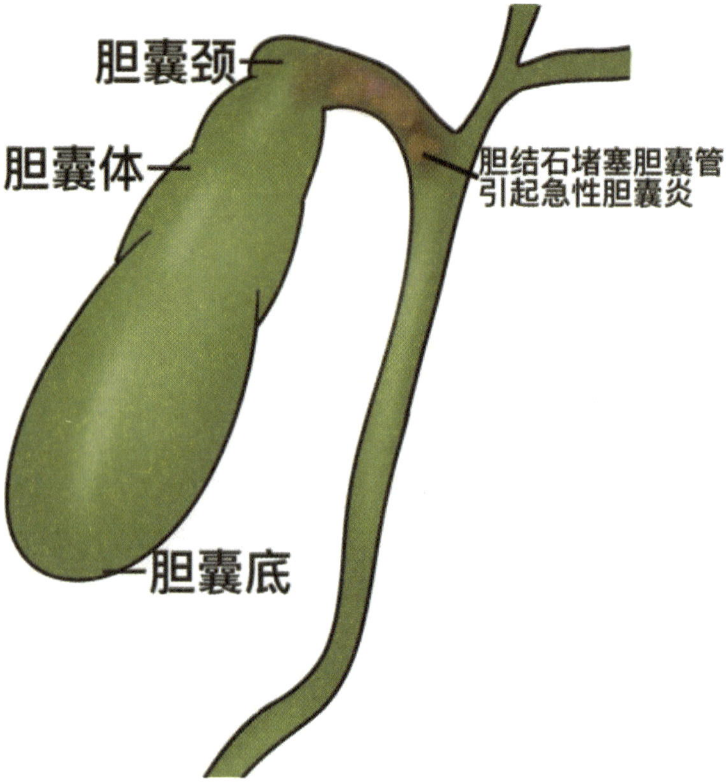

图 2-7 急性胆囊炎

104. 什么是慢性胆囊炎?

答: 慢性胆囊炎是胆囊持续、反复发作的炎症过程，通常是由于急性胆囊炎未得到有效治疗或反复发作迁延而来，超过 90% 的患者有胆囊结石。慢性胆囊炎的症状一般不典型，可表现为上腹部隐痛、腹胀、消化不良等症状。与急性胆囊炎一样，慢性胆囊炎的发生也与胆囊管阻塞和细菌感染有关。长期的高胆固醇饮食、过度劳累、精神刺激等因素都有可能诱发慢性胆囊炎。

对于慢性胆囊炎的治疗，主要以控制症状和改善症状为主，同时需要注意饮食调节和生活方式的改善。如果慢性胆囊炎反复发作或导致胆囊萎缩，需要考虑手术治疗。

105. 胆囊炎如何治疗?

答: 胆囊炎有下面几种治疗方法:

（1）一般治疗:

①积极预防和治疗细菌感染及并发症，注意饮食卫生，防止胆道寄生虫病的发生，并积极治疗肠蛔虫病。

②生活起居有节制，注意劳逸结合、寒温适宜，保持乐观情绪及大便通畅。

③本病若有结石，或经常发作，可考虑手术治疗。

④应选用低脂肪餐，以减少胆汁分泌，减轻胆囊负担。

（2）药物治疗:

急性胆囊炎:

①解痉、镇痛可使用阿托品肌肉注射，硝酸甘油舌下含化、哌替啶肌肉注射等。

②为了预防菌血症和化脓性并发症可使用抗菌药物。

③口服利胆药物，如去氢胆酸片、胆康片等。

慢性胆囊炎:

①口服消炎利胆片。

②针对病因进行驱虫。

③如为胆固醇结石引起者，可口服熊去氧胆酸溶石治疗。

（3）外科手术治疗:

①急性胆囊炎首选胆囊切除术，应在起病 1 周内尽早实施，首选腹腔镜胆囊切除术，72 小时内为最佳手术时机；对于不适合行急诊手术者，可先行胆囊引流术，待病情稳定后择期行胆囊切除术。

②慢性胆囊炎患者如合并胆囊结石、胆囊壁增厚、胆囊萎缩、胆囊排空障碍等，推荐实施胆囊切除术。

106. 胆囊炎需要手术吗?

答: 胆囊炎是否需要手术，应依据临床症状、体征、实验室检查和影像学检查结果综合决定。

（1）轻度急性胆囊炎首选胆囊切除术，建议在起病 1 周内尽早实施胆囊切除术，首选腹腔镜胆囊切除，72 h 内为最佳手术时机。但如经综合评估发现手术风险较高，可考虑替代治疗方案。

（2）中、重度急性胆囊炎患者，及时行抗感染及全身支持治疗，如患者耐受手术，可实施胆囊切除术。

（3）若患者不宜手术，且抗菌药物治疗和支持治疗无效，应尽早行胆囊引流术，待病情稳定后择期行胆囊切除术。

（4）慢性胆囊炎患者如合并胆囊结石、胆囊壁增厚、胆囊萎缩、胆囊排空障碍等，推荐实施胆囊切除术。

107. 胆囊坏疽及胆囊穿孔是怎样发生的?

答: 胆囊炎症的演变、发展和胆囊壁血液循环受阻可导致胆囊坏疽及胆囊穿孔。胆囊开始发炎时，只有充血、水肿等改变，一般称之为急性单纯性胆囊炎。随着病变的发展和细菌的感染，胆囊壁上有大量的中性多核白细胞的浸润，胆囊腔内可有脓液积聚，而发展成急性化脓性胆囊炎。如果腔内的压力持续增高，会影响胆囊壁的血液循环，压迫局部的囊壁，造成坏疽和穿孔。

胆囊炎发生坏疽穿孔后，会导致胆囊周围脓肿、急性弥漫性腹膜炎、胆肠瘘等并发症，给治疗带来很大的困难，有时甚至会造成患者的死亡。因此，胆囊炎的患者及时诊断和治疗至关重要。

第三节　胆囊息肉

108. 什么是胆囊息肉样病变?

答:胆囊息肉样病变是指胆囊壁向腔内呈息肉样突起的一类疾病总称（图2-8），可分为非肿瘤性息肉（假性息肉）和肿瘤性息肉（真性息肉）两大类。

（1）非肿瘤性息肉:包括胆固醇性息肉、腺肌症、炎性息肉、增生性息肉等。

（2）肿瘤性息肉:包括胆囊腺瘤等良性肿瘤和早期胆囊癌等。

大部分的胆囊息肉为良性，但约有10%的胆囊息肉为腺瘤，是癌前病变的表现之一。

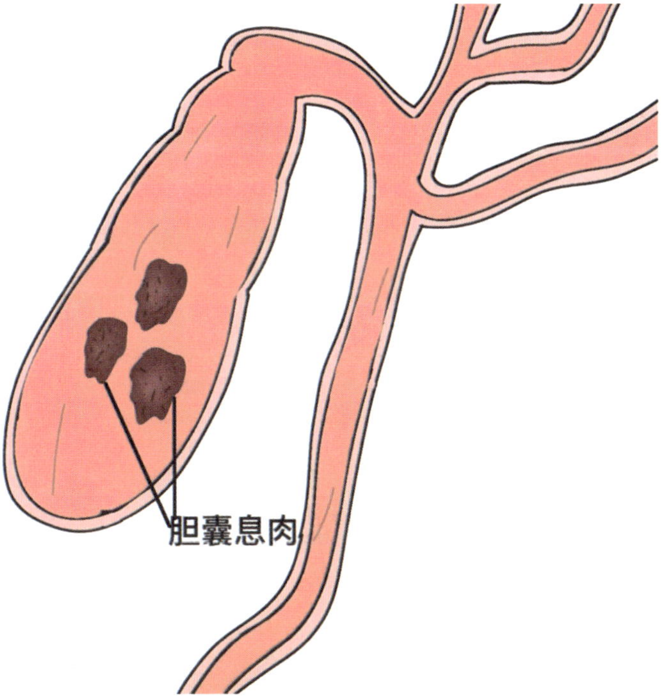

图2-8　胆囊息肉

109. 胆囊为什么会长息肉?

答: 胆囊息肉样病变的病因目前不是非常明确，但主要和胆固醇代谢不良及胆囊存在慢性炎症有一定关联，它包括炎性息肉、腺肌增生症和胆固醇息肉。其中炎性息肉和腺肌增生症都是一种炎性反应性病变，胆固醇息肉则是全身脂质代谢紊乱和胆囊局部炎症反应导致的病变。另外，胆囊息肉患者还受到遗传因素的影响，特别是胆固醇性息肉和腺瘤性息肉。

110. 胆囊息肉有什么临床症状?

答: 胆囊息肉患者缺乏典型的临床症状，85% 以上的胆囊息肉患者都是在偶然的 B 超检查中发现的，少数患者有上腹部不适、恶心呕吐、食欲减退，或伴有右上腹或右季肋部疼痛，可向右肩背放射，无发热和黄疸。也可引起胆囊炎、胰腺炎等。位于胆囊颈部的长蒂息肉，可出现胆绞痛，在炎症感染时有急性发作的表现。

111. 发现胆囊息肉怎么办?

答: 胆囊假性息肉一般无需治疗，但应密切随访，定期复查超声等影像学检查。若影像学检查测及血流信号，则真性息肉可能性大，应及时行手术治疗。

当合并胆囊结石、胆囊炎时，应避免进食油腻食物、规律合理饮食、避免饮酒，症状严重者酌情使用药物治疗，包括抗感染治疗、补液治疗等，及时行胆囊切除术。

胆囊息肉最大径≥ 10 mm 且影像学检查测及血流时，应尽早实施胆囊切除术；最大径为 6 ~ 9 mm 且影像学检查未测及血流时，可密切随访，每半年复查一次超声等影像学检查；最大径≤ 5 mm 时，每年进行一次超声检查，当出现临床症状或合并胆囊癌的危险因素时，应尽早实施胆囊切除术。

112. 治疗胆囊息肉可以不切除胆囊吗?

答: 目前通过影像学检查鉴别诊断胆囊息肉仍比较困难，外科手术的指征和时机存在较大争议，有以下几种情况建议手术切除胆囊：

（1）出现临床症状及合并胆囊结石。

（2）不论胆囊息肉大小，影像学检查测及血流信号。

（3）最大径为< 9 mm 的无症状胆囊息肉，出现临床症状或合并胆囊癌的危险因素（年龄> 50 岁、6 个月内增大超过 2 mm、胆囊壁增厚> 3 mm 等）时。

胆囊息肉行胆囊切除术者，标本取出后应对标本进行全面检查，并根据术中病理学检查结果决定后续处理方案。对不能排除癌变的胆囊息肉，不推荐行腹腔镜胆囊切除术。

113. 胆囊息肉会导致胆囊癌吗?

答: 少数病例胆囊息肉可发生癌变，有的可能就是早期胆囊癌，应予以重视。胆囊息肉癌变的危险因素：直径超过 1 cm；单发病变且基底部宽大；息肉逐渐增大；合并胆囊结石和胆囊壁增厚等。

患者如无以上情况，也无临床症状，则不需手术治疗，应每年超声检查一次，观察息肉大小变化，如患者存在上述恶变危险因素，而且有明显症状，在排除精神因素、胃十二指肠和其他胆道疾病后，宜行手术。

第四节 胆囊癌

114. 什么是胆囊癌?

答: 胆囊癌是发生于胆囊（包括胆囊底部、体部、颈部及胆囊管）的恶性肿瘤（图 2-9）。我国胆囊癌的发病率占同期胆道疾病的 0.4% ～ 3.8%，居消化道肿瘤第 6 位，胆囊癌患者 5 年总生存率不足 5%。胆囊结石、胆囊息肉样病变、胆囊慢性炎症、“保胆取石”术后等均是胆囊癌发生的危险因素。女性胆囊癌的发病率是男性的 2 ～ 6 倍。月经初潮早、更年期晚、多胎怀孕和生育的女性，胆囊癌的发生风险增加，可能与雌激素促进胆汁淤积、结石形成有关。

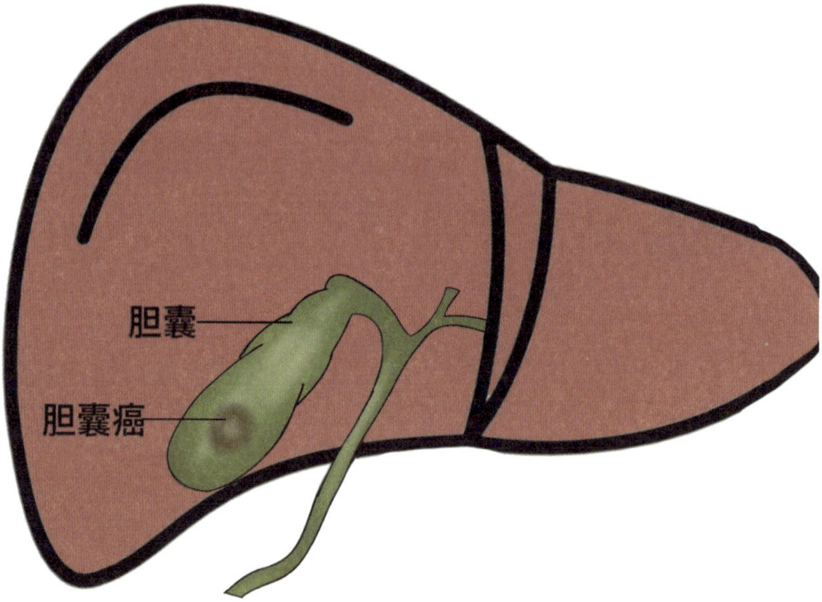

图 2-9 胆囊癌示意图

115. 胆囊癌有哪些临床症状？

答： 胆囊癌早期无特异性症状，如有慢性胆囊炎或胆囊结石，发作时可出现腹痛、恶心呕吐、腹部压痛等。患者因胆囊良性疾病行胆囊切除，术后病理检查发现的胆囊癌，称意外发现的胆囊癌。

当肿瘤侵犯至浆膜或胆囊床，则出现右上腹痛，可放射至肩背部；胆囊管受阻时可触及肿大的胆囊，能触及右上腹肿物时往往已到晚期，常伴有腹胀、食欲差、体重减轻或消瘦、贫血、肝大，甚至出现黄疸、腹水、全身衰竭；少数肿瘤穿透浆膜，发生胆囊急性穿孔、腹膜炎，或慢性穿透至其他脏器形成内瘘；还可引起胆道出血、肝弥漫性转移引起肝衰竭等。

116. 怀疑胆囊癌需要做哪些检查？

答：（1）超声检查：显示胆囊壁增厚不均匀，腔内有位置及形态固定的肿物，应考虑胆囊癌的可能。超声诊断准确率达 90% 以上，为诊断胆囊疾病的首选检查方法。

（2）多层螺旋 CT 检查：可显示胆囊壁被侵犯程度、毗邻器官是否受累及淋巴结转移情况。若 CT 显示胆囊肿块血供丰富，则胆囊癌的可能性更大。

（3）MRI 检查：磁共振胰胆管成像可清晰显示胰胆管解剖关系，动态增强 MRI 联合血管成像可明确肿瘤大小、肝脏侵犯程度、血管侵犯、腹腔淋巴结转移及远处转移情况等。

（4）PET-CT：PET 检查对胆囊癌灵敏度高，可发现胆囊癌早期病变，检出最大径≤ 1.0 cm 的转移淋巴结和转移病灶。当 CT 或 MRI 检查有可疑发现时，建议行 PET-CT 检查。

（5）实验室检查：当胆囊出现癌变时一般会伴随着肿瘤标志物水平的升高，癌胚抗原（CEA）、CA19-9、糖类抗原 12-5（CA125）等均可升高，其中以 CA19-9 较为敏感，但无特异性。但早期的癌变可能并不会升高或者当合并有其他肿瘤时该检查会有假阳性结果。

（6）其他检查：经皮经肝胆囊穿刺及细胞学检查，腹腔镜检查，超声内镜检查（EUS）等。

117. 得了胆囊癌怎么办?

答: 确诊胆囊癌后，其主要的治疗方法有以下几种：

（1）手术治疗：根治性切除手术是唯一可能治愈胆囊癌的方法，手术切除的范围依据胆囊癌分期确定。其他辅助治疗如化疗、放疗等可延长部分患者生存期或改善症状。

（2）药物治疗：主要为对症支持治疗，包括：护肝治疗药物；有消化道症状予以对症支持治疗；疼痛严重，必要时给予止痛、解痉药物；合并胆道感染，根据感染情况给予抗菌药物治疗。

（3）靶向治疗、免疫治疗：对于不可切除或复发的胆囊癌患者，可以使用免疫检查点抑制剂卡瑞利珠单抗或纳武单抗治疗，随着分子生物学技术的进步，越来越多针对特定分子的靶向药物和免疫治疗药物将通过临床试验而为胆囊癌患者提供新的治疗选择。

（4）一般治疗：胆囊癌患者发现时一般已到中晚期，出现黄疸、腹痛及消化道症状，宜进食清淡、易消化食物，可少量多餐。如果一般清淡进食不能支持营养需求，则需要考虑营养制剂支持。

（5）中医治疗：中医认为胆与肝相表里，湿热邪毒瘀结于胆，累及肝脏，导致气血疏泄不通。癌症患者素体虚弱，需要顾护脾胃。因此疏肝利胆、健脾和胃为基本治法。

118. 胆囊癌一定要手术吗?

答: 胆囊癌是否需要手术，要依据患者的情况来定。手术是早期胆囊癌治愈的唯一手段，但由于早期诊断困难，仅有20%患者可根治性切除。只要患者一般情况许可，应尽可能争取手术切除病变的胆囊，并根据病理结果决定是否进行扩大根治术。

当病变累及胆囊肌层时应该进行扩大根治手术，包括切除胆囊床附近的肝脏组织及肝十二指肠韧带的软组织，并对引流胆囊区域的淋巴结进行清扫；

当怀疑有肝外胆道受累时，可以考虑行肝外胆管切除；对于无法根治的晚期胆囊癌患者，手术原则为减轻痛苦，提高生活质量。

胆囊癌术式主要有：单纯胆囊切除、胆囊癌根治术、胆囊癌扩大根治术。医生会根据胆囊癌的临床分期，选择不同术式。总体上，胆囊癌手术后长期生存率依然很低，故重在预防其发生。

119. 什么是胆囊癌根治术?

答：胆囊癌根治术是治疗胆囊癌常用的手术方式，即通过手术完全移除肿瘤。常见的手术方式包括：

（1）单纯胆囊切除术：这类手术只切除胆囊。主要适合极早期胆囊癌患者，胆囊切除可通过腹腔镜也可通过开腹切除。

（2）胆囊癌根治性切除术：适用于Ⅱ A、Ⅱ B、Ⅲ A 期胆囊癌，切除范围除胆囊外，还包括肝Ⅳ B 段（方叶）和 Ⅴ段切除或亚肝段切除，并做胆囊引流区域淋巴结的清扫。

（3）胆囊癌扩大根治术：适应证为某些Ⅲ B、Ⅳ A 或Ⅳ B 期胆囊癌。手术范围包括肝右三叶切除，甚至行肝及胰十二指肠切除。临床上虽有成功病例，但由于手术后长期生存率低，存在一定争议。

120. 什么是胆囊癌姑息性手术?

答：对于无法根治的晚期胆囊癌患者，手术原则为减轻痛苦，提高生活质量，这类相关手术叫做姑息性手术。晚期胆囊癌较突出的问题是由于癌肿侵犯胆道系统所导致的阻塞性黄疸。

手术方法主要包括肝管空肠 Roux-en-Y 吻合内引流术，经皮肝穿刺或经内镜在胆管狭窄部位放置内支撑管引流术及胃空肠吻合术等，目的是减轻或解除肿瘤引起的黄疸或十二指肠梗阻。

121. 胆囊癌可以放疗吗?

答: 放疗已成为治疗胆囊癌的重要辅助治疗方式，为晚期胆囊癌患者提供了肿瘤降期的可能。

（1）术前放疗：①肿瘤部位较深、瘤体较大、单纯手术切除困难的患者。②肿瘤虽然不大，但对周围组织浸润粘连明显、有局部淋巴结转移而单纯手术很难根治性切除的患者。

（2）术中放疗：可以很好地保护正常组织，直视下隔离正常器官，只针对根治性胆囊癌切除的术野进行放疗，以达到根治效果。

（3）术后放疗：① T2 期及以上的胆囊癌根治性切除术后、淋巴结阳性等高危复发人群。②胆囊癌姑息性外科治疗后和肿瘤复发的患者。

（4）姑息性放疗：①胆囊癌范围较大，无法做到根治切除的患者。②病期较晚，治愈可能性较小的患者。通过姑息性放疗达到缓解症状、延长生存期的目的。

122. 胆囊癌可以化疗吗?

答: 单独使用化疗并不能够治愈胆囊癌，如果没有行外科手术或者放疗，化疗并不能提高胆囊癌的生存率。因此，化疗通常作为一种辅助疗法来增强其他治疗方法的疗效，特别是手术的疗效。

（1）术前新辅助化疗：目的是经过化疗后降期，提高肿瘤完全切除率，同时可以筛选病例，排除肿瘤进展过快的患者。术后诊断的胆囊癌，当胆囊管淋巴结阳性时，二次术前建议行新辅助化疗；对于局部进展期胆囊癌侵犯肝脏和（或）淋巴转移可考虑行新辅助化疗。

（2）术后辅助化疗：T2 期以上、淋巴结阳性或显微镜下残留（R1）切除的患者可以从辅助化疗中获益。推荐的方案有卡培他滨单药、吉西他滨联合奥沙利铂、吉西他滨联合替吉奥等。

（3）治疗性化疗：多项临床研究结果均证实，治疗性化疗可延长不可切除胆囊癌患者的生存期。目前吉西他滨联合顺铂方案是不可切除胆囊癌的标准一线化疗方案；吉西他滨联合替吉奥方案对晚期胆囊癌的总有效率为 30%，肿瘤控制率为 70%，可减轻患者恶心、呕吐及骨髓抑制等不良反应；对于有腹腔及腹壁转移者，行腹腔热灌注化疗对控制肿瘤广泛转移及癌性腹水有一定效果。

123. 胆囊癌怎样预防？

答： 胆囊癌在胆囊恶性肿瘤中占首位，胆囊癌发病原因不明，预后差，因此胆囊癌重在预防。预防胆囊癌应注意：

（1）保持心情愉快，养成良好的饮食习惯，禁食辛辣，少食油腻食品，不要饮烈性酒。

（2）对于 40 岁以上的女性，要定期进行 B 超检查，发现有胆囊炎、胆结石或息肉等，更应追踪检查，及早进行治疗。

（3）积极排除可能引起癌变的诱因，如积极治疗胆囊炎，对于有症状的胆结石或较大的结石要尽早行胆囊切除术。

第五节 肝内外胆管结石

124. 什么是胆道系统?

答: 胆道系统由肝内胆管和肝外胆道组成，是胆汁分泌、储存、浓缩和运输的结构基础。肝内胆管起自毛细胆管，汇集成小叶间胆管、肝段胆管、肝叶胆管及肝内部分的左右肝管。肝外胆道由左右肝管、肝总管、胆囊、胆囊管及胆总管组成（图 2-10）。

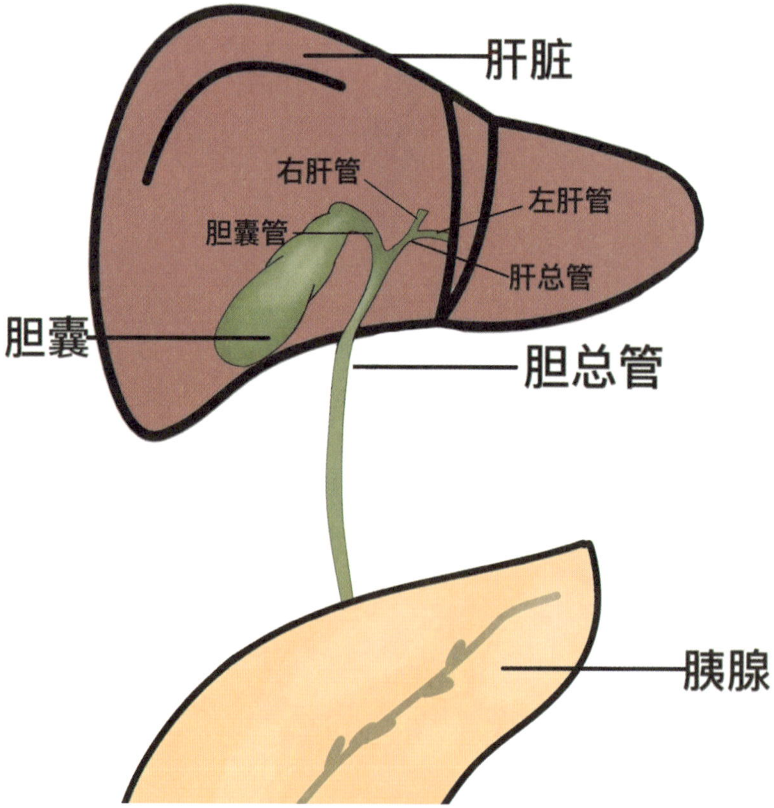

图 2-10 肝胆管解剖结构图

（1）左、右肝管和肝总管是由左右肝管在肝门处呈 Y 形汇合成肝总管，左肝管细长，长 2.5 ～ 4 cm，右肝管粗短，长 1 ～ 3 cm，肝总管直径 0.4 ～ 0.6 cm，长约 3 cm，最长可达 7 cm，右肝管与肝总管成角较小，左肝管与肝总管成角较大，因此肝内胆管结石好发于肝左叶。

（2）胆总管是由胆囊管与肝总管汇合而成，长约 4 ～ 8 cm，直径 0.6 ～ 0.8 cm。胆总管分为四段：十二指肠上段，此段是胆总管探查、引流的常用部位；十二指肠壁内段；十二指肠后段；胰腺段，此段与胰头部关系密切，胰头肿块常压迫或侵及此处造成梗阻性黄疸。

125. 胆管的主要作用是什么?

答：胆管具有分泌、储存、浓缩与输送胆汁的功能，胆管分泌的粘液参与胆汁的形成。胆管的主要生理功能是输送胆汁至胆囊和十二指肠，由胆囊和 Oddi 括约肌协调完成。空腹时或餐间，Oddi 括约肌的压力高于胆总管和胆囊管的压力，迫使胆汁流入胆囊。进餐后，胆囊收缩，Oddi 括约肌松弛，胆汁排入十二指肠。

126. 胆汁是如何产生的?

答：胆汁约 75% 由肝细胞生成，25% 胆管细胞生成。成人每日分泌胆汁 800 ～ 1200ml。肝细胞分泌的胆汁排入毛细胆管，再汇入小叶间胆管，然后入各级肝管，再入胆总管，最后排入十二指肠。

127. 胆汁的成分有哪些?

答：胆汁味苦，呈中性或弱碱性。胆汁中 97% 是水，其他成分主要是胆汁酸与胆汁酸盐、胆固醇、磷脂、胆色素、脂肪酸和无机盐等，不含消化酶。胆汁的颜色取决于其中胆色素的种类和浓度，可由金黄色变成深绿色。由肝直接分泌的胆汁呈金黄色，而胆囊内的胆汁因经浓缩呈深绿色。

128. 胆汁有什么作用?

答: 胆汁呈中性或弱碱性，其生理功能有:

（1）乳化脂肪：胆汁酸盐随胆汁进入肠道后与食物中的脂肪结合形成溶于水的脂肪微粒而被肠道吸收，刺激胰脂肪酶的分泌并使之激活，水解脂类，促使脂肪、胆固醇和脂溶性维生素的吸收。

（2）清除毒素及代谢产物：胆汁参与胆固醇和胆红素的代谢和清除。

（3）抑制肠内致病菌生长繁殖和内毒素形成：胆汁酸进入肠道后，能与肠道细菌产生的内毒素结合，从而抑制肠内致病菌的生长繁殖。

（4）中和胃酸。

（5）刺激肠蠕动。

129. 什么是肝内胆管结石?

答: 肝内胆管结石是指位于左右肝管汇合部以上的结石，又称肝胆管结石，它可以单独存在，也可以与肝外胆管结石并存。是我国常见而难治的胆道疾病。肝内结石的形成与胆道慢性炎症、细菌感染、胆道蛔虫、胆汁淤滞、营养不良等因素有关。胆管内慢性炎症是导致结石形成的重要因素，胆汁淤滞是结石形成的必要条件。胆汁瘀滞并有胆道慢性炎症最易形成肝内胆管结石。患者早期无明显症状，或者仅表现为上腹部轻度不适、厌油腻饮食等；肝内胆管结石继发感染时可出现腹痛、发热、黄疸等急性化脓性胆管炎的症状；疾病晚期合并胆汁性肝硬化可形成腹腔积液、肝功能不全、消化道出血等。

130. 什么是肝外胆管结石?

答: 肝外胆管结石指存在于左右肝管分叉以下的胆管结石，包括肝总管与胆总管结石。肝外胆管结石分为原发性结石和继发性结石。原发性结石多为棕色胆色素类结石；继发性结石主要是胆囊内结石掉进胆管并留在胆管内造成的，多为胆固醇类结石，少数来源于肝内胆管结石。极少数患者肝外胆管结石可以自行排出到肠道。如果胆管结石不能顺利地排入肠道，继续阻塞胆管，将会导致胆管内的感染。同时胆管内压力升高，胆汁逆流，胆管内的细菌进入肝静脉，引起寒战、高热等全身中毒症状。当胆管被完全阻塞，有可能发生急性化脓性胆管炎。

131. 什么是肝内外胆管结石?

答: 根据结石所在的部位可以分为肝内胆管结石和肝外胆管结石，其发生与胆汁细菌感染、胆道狭窄或畸形引起胆汁淤积，引流不畅、寄生虫感染等多种因素有关。该疾病临床表现复杂,因结石累及范围、有无合并胆道感染、病程分期等，表现各不同。对肝胆管结石的诊断有实用价值的影像技术主要有 B 超、CT、MRCP、ERCP（经内镜逆行性胰胆管造影）、PTC（经皮肝穿刺胆管造影）、术中术后胆道引流管造影、术后胆道镜等。肝内外胆管结石手术方案复杂，手术方式包括：胆管切开取石、肝叶或肝部分切除、肝管狭窄成形胆肠吻合等，可根据患者具体病情选择合适的手术方式。肝内胆管结石术后残石率高，即使部分患者术后可经 T 管窦道行胆道镜取石，但仍有需再次手术的风险（图 2-11）。

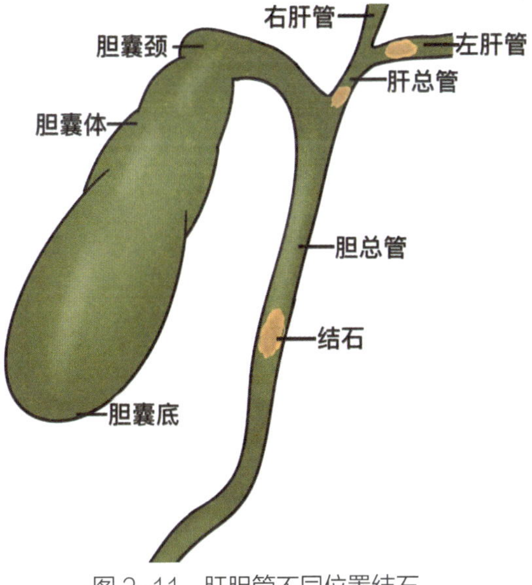

图 2-11　肝胆管不同位置结石

132. 胆管结石的成分是什么?

答: 根据胆管结石成分差异可分为：胆固醇类结石、胆色素类结石、其他结石三种。

（1）胆固醇类结石：包括混合型结石和纯胆固醇结石。混合型结石中胆固醇的含量超过 70%，在纯胆固醇结石中超过 90%，其他成分有胆红素、钙盐等。结石呈白黄、灰黄或者黄色，形状和大小不一，呈多面体、圆形或者椭圆形，小如砂粒，大的直径数厘米。质硬表面多光滑，X 线检查多不显影。

（2）胆色素类结石：胆固醇含量应低于 40%，分为胆红素钙结石和黑色素钙石。前者为游离胆色素与钙等金属离子结合而成,并含有脂肪酸、胆汁酸、细菌、黏蛋白等成分，其质软易碎呈棕色或褐色，又称棕色石。主要发生在肝内外各级胆管。结石形状大小不一，呈粒状、长条状，甚至呈铸管形，一般为多发。黑色素石不含细菌、质较硬，由不溶性的黑色胆色素多聚体、各种钙盐和黏液糖蛋白组成，绝大多数发生在胆囊内。常见于溶血性贫血、肝硬化、心脏瓣膜置换术后患者。

（3）其他结石:还有以碳酸钙、磷酸钙或棕榈酸钙为主要成分的少见结石。如果结石钙盐含量较多，X 线检查常可显影。

133. 胆囊结石与胆管结石有什么不一样?

答:（1）发生的部位不同：胆囊结石是指发于胆囊内部的结石，而胆管结石是发于胆管里的结石。

（2）结石成分不同：胆囊结石的成分，大多数是胆固醇结石。而胆管结石的成分大部分是胆色素结石，也有少部分是因为胆囊结石通过胆囊管排到胆管里面形成的结石，就是继发性的胆管结石，其成分也是胆固醇。

（3）形成的原因不同：胆囊结石的形成与多种因素有关，如某些地区和种族居民、女性激素、妊娠、高脂肪饮食、年龄增大，遗传因素，肥胖等。肝外胆管结石分为原发性结石和继发性结石。原发性结石通常与胆道感染、胆道梗阻、胆管节段性扩张、胆道寄生虫、胆汁淤滞等有关。继发性结石是指胆囊结石排进胆管并停留在胆管内，形成了胆管结石。

（4）症状不同：大多数胆囊结石患者无症状，但是发作时表现为位于右上腹或上腹部阵发性的疼痛，就是我们所说的胆绞痛，有时还会伴随恶心、呕吐等症状。而胆管结石患者结石造成胆管梗阻时可出现反复腹痛或黄疸，如继发胆管炎，可出现典型的夏柯氏三联征：腹痛、寒战高热和黄疸。

（5）治疗方式不同：手术切除胆囊是治疗胆囊结石的最佳选择。无症状的胆管结石定期观察、随访即可。临床症状反复出现者应手术治疗，主要的手术方式有胆管切开取石术、胆肠吻合术、肝切除术等，需要根据结石的位置来选择手术的方式。

134. 胆管结石对人体有什么影响?

答： 胆管结石根据结石所在部位，分为肝内胆管结石和肝外胆管结石，对人体造成的影响不尽相同。

肝内胆管结石对人体的影响：

（1）胆道感染：胆道感染是肝内胆管结石最主要的危害，其主要表现为腹痛、黄疸、发热等。甚至可以引发胆管坏疽穿孔、腹腔感染、脓毒血症等，严重者危及生命。

（2）肝功能不全：肝胆管系统与肝实质细胞密切相关，慢性并发症会导致肝功能受损，急性重症胆管炎常伴有严重的肝细胞损伤，甚至大片的肝细胞坏死。

（3）胆管癌：肝内胆管结石如果长时间得不到有效治疗，会造成胆道慢性炎症、胆道感染、胆管纤维化反复发作，最终造成胆管癌变。

肝外胆管结石对人体的影响：

（1）胆管炎：胆道结石嵌顿，胆汁排出受阻，胆管内细菌感染，从而导致胆管炎的发生。

（2）胆道梗阻：当结石嵌顿在胆管内，造成胆管腔变小，胆汁排出不畅，即为胆管阻塞，通常也被称为胆道梗阻；当结石足够大时则会造成胆管的完全阻塞。

（3）胆道扩张：胆道梗阻时，梗阻上方管腔内压力增高、胆道感染因素致使管壁纤维变性，弹性纤维断裂而扩张，胆管张力下降，胆管扩张。

（4）胆汁淤积：肝外胆管结石造成胆管梗阻时，胆汁排出受阻，使得胆汁淤积。

135. 胆管结石有什么表现？

答：（1）腹部疼痛：疼痛部位以剑突下及右上腹为主，可向右肩部放射，多表现为绞痛，阵发性发作或持续性疼痛阵发性加剧，可伴有恶心、呕吐症状，需要口服或者注射解痉止痛药物才能缓解。

（2）黄疸：胆管结石引起胆道梗阻，胆汁排泄受阻，胆汁逆流入血液导致黄疸的发生，其轻重程度、发生、持续时间取决于胆管梗阻的程度及是否合并感染等，可表现为皮肤、巩膜黄染，尿色深，大便呈陶土样，皮肤瘙痒。胆管结石引起的胆管梗阻导致的黄疸多呈间歇性和波动性。

（3）寒战高热：胆管结石合并有胆道感染时，胆汁逆流，致病菌进入肝静脉，后进入体循环引起全身感染，会出现寒战、高热的症状，体温高达39℃～40℃（图 2-12）。

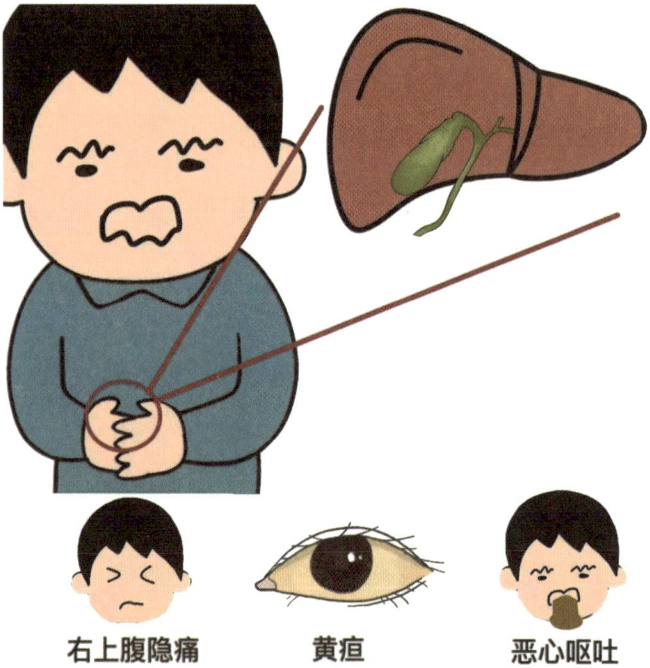

图 2-12　胆管结石的临床表现

136. 什么是黄疸?

答: 黄疸是由于血液中胆红素浓度增高使巩膜、皮肤、黏膜及其他组织和体液发生黄染的现象。正常血清总胆红素浓度为 1.7 ~ 17.1 μmmol/L，当血清总胆红素在 17.1 ~ 34.2 μmol/L，而肉眼看不出黄疸时，称隐性黄疸；当血清总胆红素浓度超过 34.2 μmol/L 时，临床上即可发现黄疸，称为显性黄疸。

137. 黄疸产生的原因是什么?

答: 黄疸产生的常见原因有梗阻性黄疸、肝细胞性黄疸、溶血性黄疸、先天性非溶血性黄疸。

（1）梗阻性黄疸：胆红素的排泄出现问题。由于结石致肝外胆管发生阻塞，导致胆汁排出受阻，使结合性胆红素大量进入血中所致。另外，胆道肿瘤、胆管狭窄、胰头癌等造成胆总管机械性阻塞也可导致梗阻性黄疸。

（2）肝细胞性黄疸：处理胆红素的“工厂”肝脏出现问题。由于肝内结石反复、长期存在使肝脏组织发生了广泛性损害，导致肝细胞对胆红素的摄取、结合及排泄发生障碍。另外，病毒性肝炎、肝硬化、药物性肝损害、自身免疫性肝病等损伤肝细胞的疾病也较常见。

（3）溶血性黄疸：形成胆红素的原料增多。由于大量红细胞被破坏，形成大量的非结合胆红素。常见于地中海性贫血、输血反应、特殊用药、毒蛇咬伤等。

（4）先天性非溶血性黄疸：由于肝细胞对胆红素的摄取、结合和排泄有缺陷所致的黄疸。

138. 什么是胆管炎?

答: 胆管炎主要是胆管发生了炎症，胆管炎属于较为常见的胆道系统疾病，其可分为急性和慢性两种类型。急性胆管炎未能有效治疗，或未解除原发病症情况下迁延反复，就容易转变为慢性胆管炎。胆管炎可在胆汁淤积的基础上继发细菌感染，常见于有胆囊、胆管等胆道系统疾病的患者，以及不良饮食人群或中老年人群等。

139. 什么是急性梗阻性化脓性胆管炎？

答：急性梗阻性化脓性胆管炎是因急性胆管梗阻并继发化脓性感染所致，是胆道感染疾病中的严重类型，也是胆道外科患者死亡的最重要、最直接的原因。胆总管结石是引起梗阻最重要的原因，其他原因还有胆道蛔虫、胆道良性狭窄、吻合口狭窄或肿瘤等。主要表现为上腹部剧烈疼痛、寒战高热、黄疸、休克和神志改变。急性梗阻性化脓性胆管炎起病急、病情发展迅速，如不及时治疗，常导致酸碱及电解质平衡紊乱，严重的感染性休克及神经系统受抑制症状，最终引起多器官功能衰竭而死亡。

140. 胆管结石可引起哪些并发症？

答：胆管结石早期无典型胆道感染症状，有些患者只有轻度上腹部不适，后期结石遍及肝内外胆道系统时可出现胆汁性肝硬化、肝萎缩、肝脓肿等严重并发症。主要并发症有：

（1）急性胆管炎：由于结石存在，可引起胆管梗阻及胆汁淤积，继而细菌入侵，最终引发感染，患者可表现为寒战、高热、黄疸等。

（2）胆道出血：胆管结石如果并发化脓性感染，胆管黏膜可呈多发性溃疡，导致胆道大出血。典型表现为突然发作的右上腹痛或剑突下绞痛。

（3）胆管癌：是胆管结石的晚期并发症，主要由于结石、炎症及胆汁中的致癌物质长期反复刺激胆管引起。

141. 肝内胆管结石有什么表现？

答：肝内胆管结石临床表现复杂，根据结石累及范围、有无合并胆道感染、病程分期等，其临床表现不同。疾病早期，如结石局限于肝内某段或肝叶，常无明显症状，或有上腹部隐痛不适、厌油腻饮食或轻度黄疸；合并胆道感染可有寒战高热、黄疸、右上腹绞痛等表现。疾病晚期如合并胆汁性肝硬化可有腹水形成、肝功能不全、消化道出血等表现。

142. 胆总管结石有哪些表现?

答: 胆总管结石的临床变化及病情的轻重，取决于胆管阻塞的程度和有无胆道感染。发作时阵发性上腹部绞痛，寒战、发热和黄疸三者并存，是胆道梗阻继发胆道感染的典型表现。由于胆汁淤积，胆总管扩张，胆囊的收缩，胆总管的蠕动，可使结石移位或排出，一旦梗阻解除，胆汁不流通症状得到缓解。当胆道感染严重并发急性梗阻性化脓性胆管炎时，病情发展迅速，患者很快出现烦躁、嗜睡、昏迷及血压下降和酸中毒等感染性休克表现，需及时治疗。

143. 什么情况下胆管结石会发生急性胆管炎?

答: 急性胆管炎一般是指由细菌感染所致的胆道系统的急性炎症，常伴有胆道梗阻，当结石堵塞胆管，造成胆道梗阻或者胆管狭窄，使胆汁淤积堵塞无法正常排出，刺激胆管，出现腹痛、寒战高热、黄疸的症状，严重时可出现休克、神经精神症状。其次，胆管狭窄、胆道蛔虫、胆管肿瘤等也可导致急性胆管炎。

144. 胆管结石会引起胰腺炎吗?

答: 胰腺是人体第二大消化腺，胰液由胰腺分泌。当胆管结石进入胆总管，通过 Oddi 括约肌时可引起损伤或嵌顿于壶腹部，使胆汁、胰液排出受阻，胆道内压力超过胰管内压力，导致胆汁逆流入胰管内，胆汁激活胰酶，使得胰液消化自身胰腺，引发胰腺炎，称为胆源性胰腺炎。

145. 胆管结石会导致肝硬化吗?

答: 在临床中，大部分的肝内胆管结石体积较小，对胆汁排泌的影响不大，而肝脏代偿能力又很强，所以小的肝内胆管结石在临床上对于肝脏功能的损伤影响不大，体积较大的肝外胆管结石引起胆管梗阻，会使肝脏胆汁排出障碍，导致肝内胆汁淤积，造成肝细胞的坏死和结缔组织增生，时间长了则会引起肝硬化。

146. 胆管结石会引起癌症吗?

答: 胆管结石对胆管的长期刺激，可引起胆管壁黏膜的炎性改变，导致黏膜细胞出现不典型增生。因此，胆管结石可能与胆管癌有一定关系。其癌变的过程涉及结石的机械刺激、慢性胆道炎症、胆汁淤积、胆管上皮异常增生、癌基因的激活及端粒酶异常表达等。

147. 诊断肝胆管结石有哪些检查方法?

答:（1）体格检查：肝胆管结石患者平日无发作时无阳性体征，或仅有剑突下和右上腹深压痛。合并胆管炎时，可出现腹痛、上腹部压痛、皮肤巩膜黄染、恶心呕吐、寒战发热等临床表现；有广泛渗出或穿孔时，也可出现弥漫性腹膜炎体征，如全腹压痛、腹肌紧张、反跳痛等。

（2）实验室检查：肝胆管结石患者可出现血清总胆红素及结合胆红素增高，血清转氨酶和碱性磷酸酶升高，尿中胆红素含量显著增加，而尿胆原则减少或缺失，粪胆原亦减少或消失。当合并胆管炎时，外周白细胞及中性粒细胞等炎症指标也常升高。

（3）影像学检查：

①X线：含钙的混合性结石在X线平片上可能显影，而单纯胆固醇性结石和胆色素性结石在X线平片上不能显影。

②B超：具有检查方便、无创伤性、可反复多次、诊断准确率高等优点，已成为诊断胆石症的首选检查方法。但位于胆总管下端的结石如受胃肠道气体的干扰时，常难以显示。因此，B超对胆总管下端结石的诊断正确率较低，同时还可能出现假阳性或假阴性结论。

③CT或MRI检查：经B超检查未能发现病变时，可进一步做CT或MRI检查。CT对含钙的结石敏感性很高，平扫即可显示肝内胆管、肝总管、胆总管及胆囊内的含钙量高的结石；经口服或静脉注射造影剂后，CT可显示胆色素性结石和混合型结石，亦能显示胆囊内的泥沙样结石。CT对单纯胆固醇性结石有时易发生漏诊。MRCP作为一种利用磁共振原理成像的医疗技术，具有无辐射的特点，更适合备孕、孕产妇患者。

④ERCP（经内镜逆行性胰胆管造影）、PTC（经皮肝穿刺胆管造影）：ERCP对诊断胆石症具有极高的价值。通过注射造影剂后可清晰显示整个胆管系统及胆囊，可发现胆管及胆囊有无结石、胆管有无扩张或狭窄等改变。ERCP诊断胆总管结石的阳性率可约达95%，但若胆管存在狭窄、梗阻时，ERCP则仅能显示梗阻以下胆管的影像，而梗阻以上的胆管内有无结石常不能显示，此时应再结合PTC等其他检查方法以进一步明确诊断。PTC能清楚显示肝内外整个胆道系统，明确胆道内的解剖关系、病变部位、范围和性质。PTC诊断胆总管结石的阳性率约达90%。由于ERCP与PTC为有创检查，可诱发如腹腔内出血、胆汁漏、胆道感染等并发症，常不作为首选的检查手段。

148. 什么是MRCP？

答：我们常说的MRCP是磁共振胆胰成像，它是一项用于评价胆道系统的影像学技术，可直观显示整个胆道系统的影像。对胆道阻塞、狭窄、肝内外胆管结石等胆道内异常具有特异性和敏感性。MRCP是非侵入性的安全无创的一项操作。MRCP与ERCP联合在诊断良恶性胆胰疾病中发挥重要的作用。通过MRCP，我们能了解到肝、胆、胰的形态结构及内部的结石、肿瘤、梗阻、扩张等情况。

不适用 MRCP 的患者有：置有心脏起搏器、植入神经刺激器、不明成分的颅内动脉夹及眼球内装有金属部件的患者，近期植入血管内支架或过滤器的患者及怀孕 3 月内的孕妇等。

149. 什么是 ERCP？

答：ERCP 是经内镜逆行性胰胆管造影。是将纤维十二指肠镜插至十二指肠降部，找到十二指肠大乳头，由活检管道插入造影导管至乳头开口部，注入造影剂后 X 线摄片，以显示胰胆管。近年来，ERCP 已成为诊断胰腺和胆道疾病的重要手段（图 2-13）。

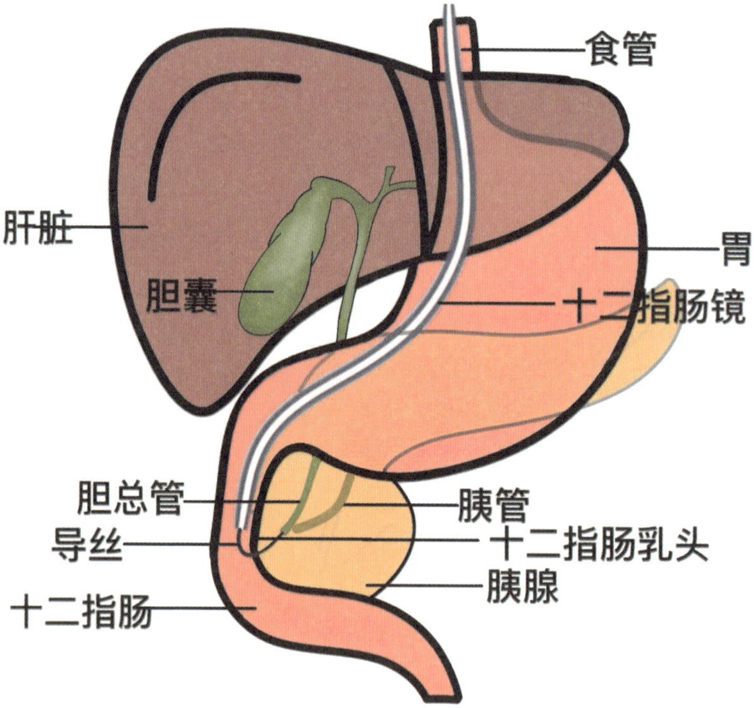

图 2-13　ERCP 示意图

ERCP 可直接观察十二指肠及乳头的情况和病变，发现病变后可取材活检，同时可通过造影显示胆道系统和胰腺导管的解剖及病变，必要时可收集十二指肠液、胆汁及胰液进行理化及细胞学检查。通过这项技术，还可以对有些疾病进行治疗，如肝外胆管及胆总管结石可行内镜下 Oddi 括约肌切开术取石；对不明原因梗阻性黄疸可经内镜行鼻胆管引流术、胆管支架置入等。

那么 ERCP 适用于哪些人呢？包括：不明原因的阻塞性黄疸疑有肝外胆道梗阻者；有各种胆道疾病如结石、肿瘤、硬化性胆管炎等诊断不明者；有先天性胆道异常或胆囊术后症状再发者，以及胰腺肿瘤、慢性胰腺炎、胰腺囊肿等各种胰腺疾病者。

ERCP 不适用的患者有：患有严重的心肺功能或是肾功能不全，还有严重出血倾向、对碘造影剂过敏，以及患有精神类疾病无法配合操作者。

当然 ERCP 作为一项侵入性操作并不是十全十美的，开展 ERCP 时有出血、穿孔，诱发胰腺炎和胆道感染的风险等。

150. ERCP 检查前需要做哪些准备？

答： ERCP 分为诊断性 ERCP 和治疗性 ERCP，检查前需要做的准备有：

（1）行心电图及胸片以评估患者心肺功能，抽血以检测患者血常规、凝血功能和肝肾功能等。

（2）告知患者禁食 6 ～ 8 小时，禁水 4 小时。

（3）告知患者着病服，去除义齿，手链、戒指、项链、耳环、手表等金属饰物，避免影响 X 线摄片结果。

（4）询问患者有无碘过敏史，术前常规做碘过敏试验。

（5）通过肌内注射或静脉滴注镇静药物保持患者的耐受性，并联合使用镇痛药。

（6）检查前 15 ～ 20 分钟口服表麻祛泡剂。

（7）备好吸氧设备、急救药品及血氧饱和度监测仪。

151. 胆管结石如何治疗?

答: 主要的治疗方法有:

(1)一般治疗:解痉、镇痛、禁食、禁水。

(2)药物治疗:使用抗菌药物、利胆药物、护肝药物。

(3)手术治疗:①胆管切开取石术，这是最基本的手术方法，既可应用于肝内胆管结石，也能用于肝外胆管结石。手术可在腹腔镜、达芬奇机器人辅助下进行或直接开腹,切开胆管狭窄的部位,直视下或通过胆道镜取出结石，直至取净，部分患者需放置 T 管。②胆肠吻合术，主要适用于肝内或肝外胆管结石合并肝门部胆管狭窄，将胆管狭窄部位上方胆管和肠道进行连接，使胆汁直接进入肠道。③肝部分切除术是治疗肝内胆管结石常用的方法，适用于肝叶或胆管内结石不能取尽、难以纠正的胆管狭窄或囊状扩张、肝实质萎缩纤维化、合并肝脓肿或肝内胆管癌的患者。④残留结石的处理：肝内胆管结石手术后结石残留较为常见,有 20% ~ 40%,后续可以经 T 管行胆道镜取石，若结石残留较多或再发，必要时需再次手术。

152. 胆管结石手术可以取干净吗?

答: 一般的胆总管结石及大部分的肝内胆管结石理论上都可以通过手术取干净，但实际上由于病情复杂性，肝内胆管结石有很大一部分经手术难以彻底取尽，导致术后胆管结石残留。主要原因如下:

(1)急症情况下做手术时，由于病情危重，不允许做彻底的探查和长时间取石手术。

(2)复杂的肝内胆管结石，因结石位置因素，手术器械难以取净，同时又没有切肝指征，则被迫残留部分结石。

(3)由于术前检查如 CT、MRCP(磁共振胆胰成像)等均有一定的漏诊率，术者对部分结石的部位、大小等不能详尽知晓，造成部分结石残留。

(4)肝内胆管结石在肝内发生嵌顿，强行取会造成出血、胆道损伤等严重后果，因而难以取净。

153. 什么是胆管残余结石？

答：胆管系统可以理解为“胆管树”，胆总管和肝总管为树干，入肝后即分为左右肝管两个“树杈”，后者又进一步分叉，越分越细，直至广泛分布于整个肝脏。在胆囊切除或胆管取石手术以后，胆管里又发现未取干净的“漏网”结石，这种手术后遗留在胆管内的结石称为残余结石。由于胆管系统的复杂性，胆管残余结石较常见。

虽然医生的手术原则为尽量取净结石、解除胆管梗阻、术后保持胆汁引流通畅，但是由于个体差异性存在，可能会存在胆管残余结石，这种时候就体现了留置 T 管及行术后胆道镜的重要性。

154. 胆管结石手术后为什么要带 T 管？

答：T 管，因其 T 的形状而得名，主要应用于胆总管切开探查或切开取石术后，在胆总管切开处放置，它一端放置在胆总管内分别通向肝管和十二指肠，一端则从腹壁戳口穿出体外连接引流袋。

胆管结石行手术治疗时需行胆总管切开探查及取石术，术中如直接缝合胆总管，可能致胆汁外漏或胆道狭窄，故需要常规放置 T 管行胆道外引流（图 2-14）。

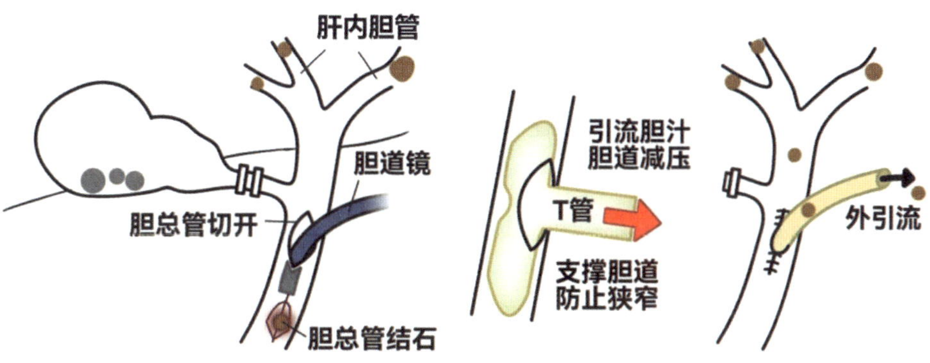

图 2-14　胆道探查取石并 T 管引流示意图

155. 胆管手术后带 T 管有哪些注意事项?

答:（1）妥善固定：将 T 管妥善固定于腹壁，防止翻身、活动时牵拉造成管道脱落。

（2）加强观察：观察并记录 T 管引流出胆汁的量、颜色和性状。正常成人每日分泌胆汁 800 ~ 1200 ml，呈黄绿色、清亮，无沉渣，且有一定黏性。术后 24 小时内引流 300 ~ 500 ml，恢复饮食后可增至每日 600 ~ 700 ml，以后逐渐减至每日 200 ml 左右。如胆汁过多，提示胆总管下端有梗阻的可能，如胆汁浑浊，则应考虑结石残留或胆管炎症未完全控制。

（3）保持通畅：防止 T 管扭曲、折叠、受压。引流液中有血凝块、絮状物、泥沙样结石时要定时挤捏，防止管道阻塞。

（4）预防感染：长期带管者应定期更换引流袋，更换时严格无菌操作。平卧时引流袋不可高于腋中线，坐位、站立或行走时不可高于引流管口平面，以防胆汁逆流引起感染。引流管口周围皮肤覆盖无菌纱布，保持局部干燥，防止胆汁浸润皮肤引起炎症反应。

（5）如若带管期间出现管道脱出情况则需立即就医。

156. 胆管结石为什么要定期驱蛔虫治疗?

答: 肠道蛔虫有钻孔习性，喜欢碱性环境。当胃肠道功能紊乱、饥饿、发热、妊娠、驱虫不当导致肠道内环境发生改变时，蛔虫可上行至十二指肠，若 Oddi 括约肌功能失调，那么蛔虫便会钻入胆管，蛔虫蠕动会刺激括约肌痉挛引起胆绞痛，也可能诱发胰腺炎（图 2-15）。蛔虫会将肠道的细菌带入胆道，造成胆道感染，引起急性化脓性胆管炎，形成易结石环境。钻孔进入胆道的蛔虫可为一条至数十条，括约肌长时间痉挛可导致蛔虫死亡，残留的蛔虫尸骸可成为胆管结石的核心。假如蛔虫排出虫卵或分泌物也易形成结石。另外蛔虫对胆管黏膜的吸附作用对胆管上皮造成损伤，继而引起胆管梗阻和胆汁淤积，亦会造成结石形成环境。

在生活中应加强预防，了解蛔虫的分布情况、生活史及感染途径，不吃有蛔虫卵污染的食物。养成饭前便后洗手的习惯，定期驱蛔虫，减少感染的机会。

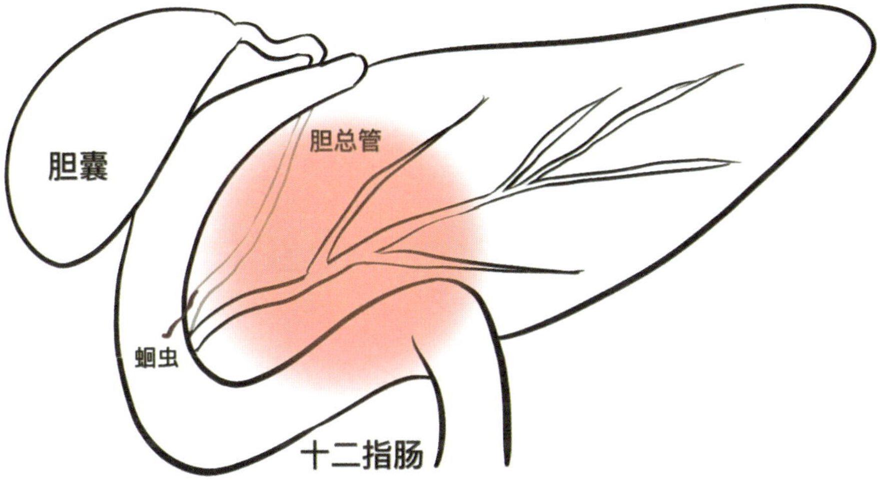

图 2-15　胆道蛔虫示意图

157. 胆管结石为什么要长期服用利胆药物?

答: 肝内胆管结石术后结石残留率可达到 20% ~ 40%，术后胆道镜也很难彻底治疗残余结石，故手术后需要长期服用中西利胆药物，保证胆汁引流的通畅，促使残余结石排出，减少结石复发。手术后不少患者仍会发生不同程度的胆管梗阻和感染等症状，此时需服用抗感染和利胆药物改善全身情况。消炎利胆片为利胆药物的一种，它含有穿心莲、苦木及溪黄草等成分，主要功效有清热、消炎、祛湿、利胆和退黄，还可以松弛胆道括约肌降低胆道压力从而增加胆汁流量，减少胆汁淤积预防胆管结石形成。有研究表明，消炎利胆片可以改变胆汁中胆固醇、总胆汁酸、磷脂三者之间的比例，使胆汁中的有形成分不容易沉积而形成结石。

158. 什么是纤维胆道镜?

答: 纤维胆道镜是一种主要用来诊断胆道疾病的检查方式。通过纤维胆道镜，可以直视胆管、肝管，并且可以在胆道术中或术后带有“T”管者中直视胆道内部情况，医生通过纤维胆道镜向上可以看到肝内胆道深达Ⅲ级、

Ⅳ级的胆管，向下可以看到胆总管下部十二指肠乳头，甚至十二指肠内部。

纤维胆道镜历经发展，目前技术日趋成熟，成了外科医生在胆道疾病诊断及治疗中的好帮手。它的作用包括：

（1）镜下可观察到肝胆管系统内部，有助于做手术的医生综合了解结石大小、胆管狭窄、远端扩张胆管程度、胆道黏膜或胆管壁新生物状况与性质、胆管下端十二指肠乳头括约肌功能状态等情况，为手术决策提供可靠依据。

（2）采用镜下取石、碎石等成熟技术可有效提高结石清除率、降低结石残留，对提高手术疗效具有重要作用（图 2-16）。

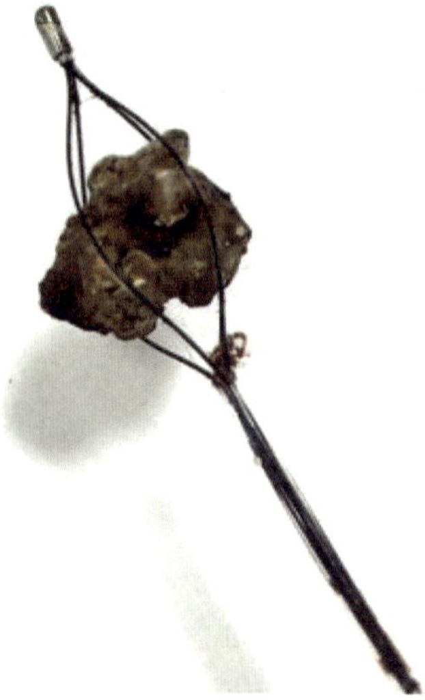

图 2-16　胆道镜下网篮取石

（3）随着胆道镜下肝胆管狭窄段球囊扩张的推广，胆道镜的治疗价值更加值得期待。

（4）超细镜对肝胆管结石及胆道早期癌变病灶的诊断与治疗作用值得探索。

总而言之，纤维胆道镜作为一项医疗器械，为外科医生提供了巨大的帮助，当然，也为患者的治疗创造了良好的条件。

159. 胆管手术后为什么要做胆道镜检查?

答: 肝胆管结石手术后结石残留较为常见，有 20% ~ 40%，因此，后续治疗对结石残留有重要作用。行胆道探查、T 管引流术后的患者，条件许可的情况下宜进行常规术后胆道镜检查，胆道镜能直视胆管内情况，一般下列情况需要做胆道镜：

（1）胆管结石为泥沙样结石与碎石共存。

（2）胆管造影受到较多气泡的影响，不能排除结石。

（3）胆管术中取石不能确定是否完全取出。

（4）患者年老体弱，无法再次耐受胆道手术，也无法进行 ERCP 取石。

（5）胆总管下段可能存在狭窄或者肿瘤。

160. 胆管残余结石通过胆道镜可以取尽吗?

答: 胆管术后使用纤维胆道镜取石，可使大多数患者免除再次手术的痛苦，是胆道手术后重要的补充措施，对提高胆道外科手术疗效起着重要的作用。

但仍存在一定的失败原因，主要包括：

（1）手术未能彻底处理肝内病变。

（2）肝内胆管过度真性狭窄及巨大嵌顿结石是术后胆道镜取石的难题。

（3）残余结石位于肝脏边缘，胆道镜无法到达。

（4）T 管引出腹腔位置不当，致使 T 管在腹腔内扭曲，窦道过长过细，胆道镜无法进入。

（5）T 管脱落造成瘘管闭塞。

（6）患者不愿坚持而中止取石治疗。

161. 做纤维胆道镜检查有哪些注意事项?

答:（1）完善检查：完善医生开具的相关检查，主要包括血常规、凝血功能及血胆红素等。

（2）肠道准备：检查前禁食禁水 4 ～ 6 小时。

（3）术后需卧床安静休息，禁食禁水 6 小时，观察腹部及身体情况如腹痛、出血、发热等，如有不适及时联系医生。

（4）避免饮酒和吸烟：这些物质可能会对身体产生负面影响。

（5）服用药物：在医生的指导下服用药物，加快身体恢复，缓解不适。

（6）避免激烈运动：术后应多休息避免剧烈运动，特别是剧烈震动或颠簸的活动。

（7）保持心情愉悦：避免过度焦虑或紧张，积极配合治疗，促进身体康复。

162. 通过纤维胆道镜可以碎石吗？

答：可以，目前较理想的非手术治疗术后残余结石的方法有：

（1）机械碎石：较大的结石需用机械碎石网篮将结石粉碎后取出。应急碎石是在取石网篮嵌顿时使用的非常手段，开展 ERCP 取石的单位需配备性能良好的常规碎石器和应急碎石设备。通常机械碎石的成功率在 80% 以上，少数情况下结石硬度过高，机械碎石失败，应设法释放结石，建议用其他方法碎石或手术治疗。

（2）液电碎石：液电碎石法是指利用直流高电压产生冲击波通过液体介质碎石，大部分患者只需 1 次 ERCP 即可完全清除结石，该方法我国临床应用较多。

（3）激光碎石，主要用于粉碎巨大、坚硬或嵌顿的肝外结石，尤其是机械碎石失败的患者。

（4）体外震波碎石：一般用于巨大、坚硬、不宜或无法接受手术的患者，碎石后再行内镜下取出。其副作用有疼痛、局部血肿形成、血尿和胆管炎等。操作前需留置鼻胆管和预防性应用抗菌药物。

163. 胆管结石术后会复发吗？

答：肝胆管结石病外科治疗基本原则是“取净结石、去除病灶、解除狭窄、通畅引流”，但由于病情的复杂性，结石复发的可能性就会很大。可能因素包括：

（1）胆汁成分异常。

（2）胆管感染：胆管结石取出后，胆管感染并不会消失，在相当长一段时间内，胆管上皮的炎性病理改变可能会持续存在。Oddi 括约肌失去抗胆道反流的天然屏障功能，十二指肠液逆流入胆管概率增大，大量肠道菌群进入胆管，影响胆管正常菌群分布，造成胆管逆行感染。

（3）胆管动力学异常：

①胆管梗阻时，淤积浓缩的胆汁对胆管正常黏膜产生强烈化学刺激，产生炎性改变，脱落的上皮细胞、白细胞纤维蛋白、凝集的细菌等更容易析出形成色素结石的核心，从而为结石复发创造条件。

②胆总管远端生理狭窄段长度与 Oddi 括约肌蠕动方向异常。

③胆总管直径：可能与长期的胆管扩张、胆管平滑肌纤维回缩性能随之降低，进而导致胆管运动功能下降有关。

④胆管角度：胆汁流动速度与胆管角度成反比，胆汁排空时间延长引起胆汁浓缩，从而引起胆固醇饱和度提高、胆汁促 / 抗成核体系失衡、胆管收缩功能减退，无法排出过饱和胆汁等为胆管结石复发创造条件。

（4）初发胆管结石大小：结石越大，胆管扩张直径越大，其正常的胆管运动功能受影响，容易造成胆汁淤积、胆管感染、胆汁成分代谢异常等有利于胆色素结石形成。

（5）饮食因素：不健康的饮食习惯是影响胆固醇结石发生、发展的危险因素。

（6）免疫学因素：胆管结石的形成与胆管系统局部的免疫反应有着密切的关系。

（7）乙型肝炎病毒。

（8）幽门螺杆菌。

164. 如何预防胆管结石复发?

答:（1）用于支撑胆管狭窄的引流管,必须在半年或更长时间后方可拔除。

（2）术后必须注意肠道蛔虫治疗，因为胆管蛔虫感染是引起胆结石的重要因素。

（3）注意饮食结构，加强营养，尤其应增加蛋白质的摄入量。依据每个人体力活动量的大小，保持摄入和消耗能量基本达到膳食平衡；饮食时间相对固定，避免较长时间饥饿，形成良好的饮食生活习惯，改掉不良饮食习惯行为，注意饮食卫生，避免寄生虫卵等和肠道疾病的发生；增加维生素的摄入，多吃新鲜蔬菜和水果。维生素除有防止胆石形成的作用外，还可畅通大便，有利于胆囊、胆道的收缩和胆汁的排出。

（4）坚持锻炼，经常运动能增强内脏功能，防止胆汁淤积。

（5）胆管结石手术后常规服用利胆药物，增加胆汁的排出，防止胆汁沉积形成结石。

165. 胆管结石复发后怎么办?

答: 肝胆管结石术后有部分患者出现结石复发，可有黄疸及腹痛等症状，也有少数患者无症状，一般在复查时发现。即使暂时没有症状，胆总管结石仍有风险引起胆管炎等严重情况，因此无论有无症状，均需治疗。

若结石复发后患者无任何症状，可行非手术治疗，如服用消炎利胆药物等，不一定要再次手术；若患者反复出现腹痛、寒热、黄疸等胆管炎的表现，则需要进一步行 B 超或 CT 检查，明确结石部位、结石多少、结石大小。可选择行 ERCP、腹腔镜手术、开腹手术及经皮肝治疗等。如果证实复发结石位于胆总管，无论有无症状，均需行手术或切开取石术，防止胆总管结石梗阻，发生重症胆管炎。

166. 胆管结石术后可否长期或终生携带 T 管?

答: 胆道结石术术中置入的 T 管一般无需终生携带。一般在术后 4 ~ 6 周后可进行拔管，若 T 管引流出的胆汁颜色、性状正常，且引流量逐渐减少，可在手术后 10 ~ 14 日试行夹管，夹管期间注意观察有无发热、腹痛、黄疸等症状，可经 T 管行胆道造影，造影后持续引流 24 小时以上，如胆道通畅，无结石或其他病变，再次夹闭T管24 ~ 48小时，患者无不适可予拔管。年老体弱、低蛋白血症、长期使用激素者、胆管壁存在炎症、缝合或吻合不满意的患者，留置T管预防胆汁漏，可适当延长T管留置时间，留置T管时间通常2个月为宜。

第六节　胆管扩张症

167. 什么是胆管扩张症?

答: 胆管扩张症又称胆管囊肿，既往称之为胆总管囊状扩张，是较少见的一种原发性胆管病变，亚洲地区相对高发。主要由婴幼儿时期先天性胆管扩张延续而来，也可在成年期发病，多见于女性。主要表现为肝内、外胆管单发或多发性局部扩张。需要注意的是，因胆管结石、狭窄、肿物压迫等原因导致胆道梗阻而形成的继发性胆管扩张不属于此列。

168. 胆管扩张症的病因是什么?

答: 胆管扩张症的病因较为复杂，至今仍不完全清楚，可能的病因有先天性胰胆管合流异常、胆管上皮异常增殖、遗传因素及胆管炎症、病毒感染等。有 30% ~ 96% 的胆管扩张症患者合并有胰胆管合流异常，其机制是先天性胆总管与胰管汇合于十二指肠壁外，形成过长的胰胆合流共同通道，Oddi 括约肌失去了对胰胆合流部的控制，使胰液反流入胆管，进而损伤胆管上皮，破坏胆管壁结构，使其薄弱而发生扩张。此外，Caroli 病先作为一种常染色体隐性遗传病，表现为肝内胆管扩张，也属于胆管扩张症。

169. 什么是 Caroli 病?

答: Caroli 病又称先天性交通性海绵状肝内胆管扩张症，是一种罕见的累及肝内胆管导致其节段性扩张的常染色体隐性遗传病。分为单纯性肝内胆管扩张型和静脉周围纤维化型，前者肝内病变仅表现为肝内胆管扩张；而后者除了肝内胆管扩张外，常伴有先天性肝脏纤维化，甚至可以引发肝硬化及门静脉高压，称为 Caroli 综合征，预后较差。

Caroli 病的症状常不典型，以肝内胆管扩张和胆汁淤积所致的肝内小胆管炎症及结石形成为特点，患者就诊时常表现为食欲降低、体重减轻、反复右上腹疼痛、发热，可无黄疸或仅有轻度黄疸，有胆管炎时黄疸可加深，部分病例也可表现为反复发作的黄疸。本病的治疗较困难，非手术治疗包括控制胆道感染和联用利胆药物，保持胆汁引流通畅。手术治疗的目的是切除病变区域，建立通畅的胆道引流，手术方式根据实际情况可选择病变切除 + 胆管空肠吻合、肝部分切除或肝移植。

170. 胆管扩张症分哪几型?

答: 胆管扩张症的分型方式较多，较为常用的分型方式为 Todani 分型（图 2-17）。

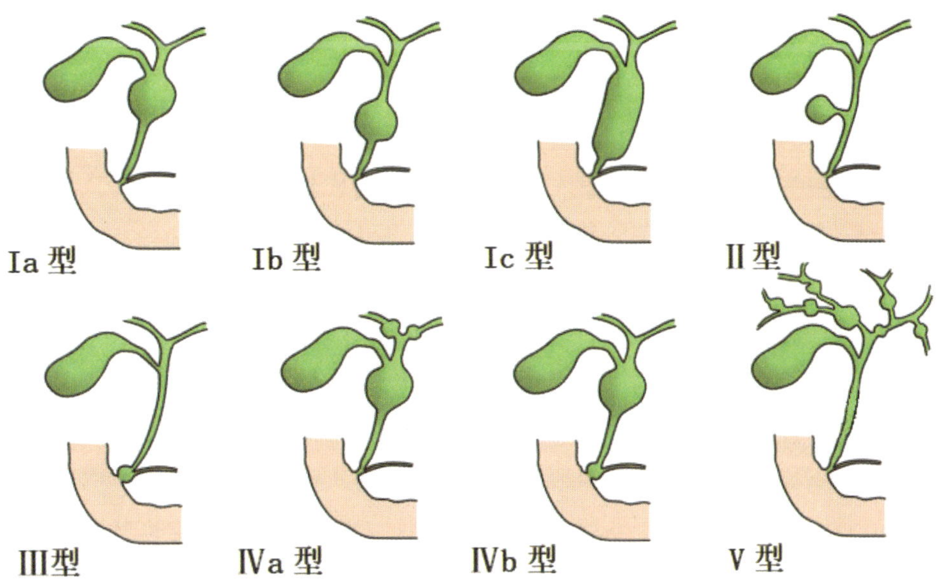

图 2-17　胆管扩张症 Todani 分型示意图

（1）I 型：为胆总管扩张（最常见，占 70% ~ 90%），分为 3 个亚型。Ia 型：胆总管囊状扩张；Ib 型：胆总管局限性扩张；Ic 型：肝外胆管弥漫性梭状扩张。

（2）Ⅱ型：为胆总管憩室样扩张（占 2% ~ 5%）。

（3）Ⅲ型：为胆总管十二指肠壁内段扩张（占 4%），又称为胆总管末端囊肿。

（4）Ⅳ型：为胆管多发性扩张（占 10% ~ 20%），分为 2 个亚型。Ⅳ a 型为肝内外胆管多发性囊状扩张；Ⅳ b 型仅肝外胆管多发性囊状扩张。

（5）Ⅴ型：为肝内胆管单发或多发性囊状扩张（占 1%），又称为 Caroli 病。

171. 胆管扩张症有什么症状?

答: 腹痛、腹部包块和黄疸是胆管扩张症的三大主要症状，但仅有 20% ~ 30%的患者同时具有上述三个症状。不同年龄段的患者症状差异较大，婴幼儿及儿童患者主要表现为腹部包块及黄疸，而成人则常以腹痛为主，当合并感染时，可有黄疸、腹痛加重，腹部包块压痛、触痛，并可伴发热畏寒等临床表现。因此，建议对于有腹痛、上腹部包块、黄疸等症状的患者，尤其是女性患者，诊断时应注意鉴别胆管扩张症。

172. 如何诊断胆管扩张症?

答: 胆管扩张症诊断主要依赖于临床表现及影像学检查：

（1）彩超：是筛查胆管扩张症最常用、最简便、最经济的检查方法。但彩超的缺点是精确度有限，不能清晰地显示胆总管下段、胆胰管异常合流的细微结构，对制定治疗方案的指导作用有限。

（2）CT：能很好地显示出病变位置、形态和范围及其与周围结构的解剖关系、是否存在并发症等。

（3）MRCP（磁共振胆胰成像）：具有无创、灵敏度及特异度高的优势，能够清晰、立体地显示出胆管系统具体结构，是目前诊断胆管扩张症最有价值的检查方法。

（4）胆道造影：当 CT 或 MRCP 表现不典型，但高度怀疑胆管扩张症时，可以行 ERCP（内镜逆行性胰胆管造影）或经皮肝穿刺胆道造影。通过造影剂显影，可以非常直观地观察胆管形态；对于合并梗阻性黄疸的患者还可同时行 ENBD（内镜下鼻胆管引流）或 PTCD（经皮肝穿刺胆道引流）以缓解症状。但这一检查方法为有创性，且费用较高。

173. 胆管扩张症会癌变吗?

答:胆管扩张症是有一定的癌变概率，且随年龄增长，癌变概率越来越高。癌变可发生于肝胆胰系统的任何部位，如胰腺、胆囊、肝胆管残端等，且有多部位癌变可能，病理类型以腺癌为主。尽早完整切除病变胆管、重建胆肠通路是预防癌变的最有效方法。

174. 胆管扩张症有哪些并发症?

答: 胆管扩张症常见的并发症有胆管结石、胰腺炎、胆道系统癌变，此外还有复发性胆管炎、门静脉高压症、自发性囊肿破裂等少见并发症。

（1）胆管结石：是胆管扩张症最常见的并发症，主要为胆总管结石，其次为肝内胆管结石。胆管扩张症并发胆管结石需注意与胆管结石继发胆管扩张相鉴别，前者的胆管扩张为原发性，后者的胆管扩张为继发性，且两者胆管扩张形态不同。此外，胆管扩张症并发胆管结石时，血清胆红素指标可正常，即使去除结石，胆管扩张仍持续存在；而胆管结石继发胆管扩张时常伴血清，胆红素与血清总胆红素明显升高，去除结石解除梗阻后扩张的胆管常可逐渐恢复正常。

（2）胰腺炎：部分胆管扩张症患者合并急性胰腺炎，其原因是胆胰管异常合流，Oddi 括约肌失去了对胰胆合流部的控制，使胆汁反流入胰管，进而诱发胰腺炎。因此临床上对于反复发作的不典型、病因不明的胰腺炎，需考虑到胆管扩张症的可能性。

（3）癌变:胆管扩张症是有一定癌变风险的，且癌变风险与年龄呈正相关。尤其是合并胆管结石、复发性胆管炎的患者，其癌变概率会进一步提高。当发生癌变时，其临床症状缺乏特异性，早期可能无症状或仅有消化不良等非特异性临床表现，后期可出现腹痛、黄疸、腹部包块等临床症状，根治性切除是首选治疗方法，但由于诊断困难，多数患者初诊时已失去手术机会，预后较差。

175. 胆管扩张症如何治疗?

答: 胆管扩张症一旦确诊，建议尽早行手术治疗以预防癌变。治疗原则是切除病变胆管，处理继发病变，重建胆肠通路。手术方式包括胆囊切除术、病变肝外胆管切除术、胆管空肠吻合术、肝部分切除术、胰十二指肠切除术、肝移植手术等。术中应全面探查胆道系统，酌情行术中快速冷冻切片病理学检查排除癌变可能。若合并癌变，则需按照胆管癌相关的诊疗指南进行相应的系统治疗；暂不能行手术治疗的患者，建议定期随访观察。

第七节　胆管癌

176. 什么是胆管癌?

答: 胆管癌是指发生在肝外胆管的恶性肿瘤。即左、右肝管至胆总管下端的恶性肿瘤，肿瘤可以发生在胆管的上段、中段、下段，上段占大多数。胆管癌多发于 50 ~ 70 岁，男女比例约为 1.4:1。目前，胆管癌的病因仍不明，可能的致病因素有:胆管结石和胆道感染，原发性硬化性胆管炎，肝吸虫感染，慢性伤寒带菌者，溃疡性结肠炎等。

177. 胆管结石会引起胆管癌吗?

答: 胆管结石可以引起胆管癌。临床统计学发现约有 30% 的胆管癌患者合并胆管结石。胆管结石导致胆道阻塞、感染，并长期刺激胆管壁引起胆管壁黏膜上皮发生增生性改变，引起胆管癌变。

178. 胆管癌有什么表现?

答:（1）黄疸：90% ~ 98% 患者会出现，随着病程延长逐渐加深，小便颜色深黄，大便呈灰白“陶土样”改变，可伴有厌食、乏力、贫血、皮肤瘙痒症和体重骤减等。

（2）胆囊肿大：中、下段的胆管癌患者可触及肿大的胆囊，上段胆管癌患者胆囊无明显肿大。

（3）肝脏肿大：肋下可触及肝脏，患者因胆汁淤积造成肝肿大。因肝脏受损、肝功能失代偿可能会出现腹水或双下肢水肿。肿瘤侵犯或压迫门静脉，可造成门静脉高压症而导致上消化道出血，晚期患者可能并发肝肾综合征，出现少尿、无尿。

（4）胆道感染：胆管癌患者有可能合并胆道感染，会伴有明显的胆管炎表现，如右上腹疼痛、寒战高热、黄疸，甚至出现休克。

（5）胆道出血：癌肿破溃出血量少时，会出现大便隐血试验阳性或大便呈黑色；出血量多时，可表现为上腹部剧烈疼痛、呕血便血，并可能导致全身失血性休克。

179. 确诊胆管癌需要做哪些检查？

答：目前，临床上诊断胆管癌的方式，主要是结合实验室和影像学的双重检查，而最终需根据组织活检诊断。疑似胆管癌患者根据实际情况，可以考虑完善以下检查：

（1）实验室检查：胆道梗阻时，血清总胆红素、直接胆红素、ALP（碱性磷酸酶）和 γ-GT（γ-谷氨酰转移酶）均明显升高。胆道梗阻致维生素 K 吸收障碍，肝合成凝血因子受阻，凝血酶原时间延长。胆管癌无特异性肿瘤标志物，仅 CA19-9 及 CEA 有一定的提示作用。

（2）影像学检查：是诊断胆管癌的主要方法。

①超声是首选方法，有助于鉴别肿块与结石，初步确诊梗阻的部位，了解门静脉及肝动脉有无侵犯等。

② CT、MRI 胆道成像能显示胆道梗阻的部位、病变的性质。

③ PET-CT 在淋巴结转移、远处转移等方面的判断是目前最具有权威的检查，往往决定了治疗方案的选择。

（3）内镜检查：

①可在超声引导下进行 PTCD（经皮肝穿刺胆道引流）检查，穿刺抽取胆汁行细胞学检查和直接穿刺肿瘤活检。

② ERCP（经内镜逆行性胰胆管造影）：对下段胆管癌诊断帮助较大，可同时放置胆管内支架引流减轻黄疸，用于术前准备。

③ MRCP（磁共振胆胰成像）：检查不受梗阻部位的限制，是一种无创伤性的检查手段，可较好地显示胆道分支，反映胆管的受累范围。

180. “白陶土样大便”是怎么回事?

答: 胆红素是胆汁中最主要的胆色素。当发生胆管完全阻塞时胆红素无法排入肠道形成胆素原和胆素，大便由于缺乏胆素而呈现灰白色，表现为白陶土样便，常见于胆总管结石、胆管癌、胰腺癌压迫胆管等。

181. 胆管癌怎么治疗?

答: 胆管癌发病率呈逐年上升趋势，预后较差，5 年平均生存率为 5% ~ 10%，根治性手术是治愈胆管癌的主要手段，其手术方式根据肿瘤的部位及大小而定。但由于胆管癌早期无特异症状、缺乏标准有效的早筛手段，大部分胆管癌确诊时已丧失根治性手术机会，其中位生存期小于 6 个月。不可切除胆管癌常用姑息治疗手段包括 ERCP（经内镜逆行性胰胆管造影）下胆道支架置入、PTCD（经皮肝穿刺胆道引流）、射频消融、光动力治疗、放疗、化疗、分子靶向治疗和免疫治疗，在临床上显现出一定的疗效。

182. 胆管癌手术方式有哪些?

答: 根据病变部位不同，胆管癌根治性切除手术方法分为:

（1）上段胆管癌（肝门部胆管癌）: 根治性切除手术包括切除十二指肠以上的肝外胆管，胆囊、肿瘤组织在内的左右肝管，并清除肝十二指肠韧带内的淋巴结和脂肪组织，必要时需行半肝切除和尾状叶切除，最后再行肝门部胆管 - 空肠内引流术。

（2）中段胆管癌: 需切除肿瘤及距肿瘤边缘 0.5cm 以上的胆管，清除肝十二指肠韧带内的淋巴结和脂肪组织，再行胆管 - 空肠内引流。

（3）下段胆管癌: 常需行胰十二指肠切除术，切除范围包括远端胃、十二指肠、部分空肠、胰头（含胰腺钩突）、胆囊及胆总管，同时需清扫相应区域的淋巴结，切除后再将胰腺、肝管和胃与空肠进行吻合，重建消化道。

（2）扩大根治术: 如右三叶肝切除，肝 + 胰十二指肠联合切除，虽有手术成功的病例，但实际意义存在争论。

（3）姑息性手术：适应于不能切除的胆管癌，当患者病情严重已不能行根治性手术，或患者身体条件差，不能耐受根治性手术时，为减轻患者临床症状，可以考虑行胃 - 空肠吻合、胆管 - 空肠吻合或经皮肝穿刺胆道置管引流。

183. 什么是光动力治疗？

答：光动力治疗（PDT）是用光敏药物和激光活化治疗肿瘤的一种新技术，其作用基础是光动力效应。患者使用光敏剂后，再用特定波长照射肿瘤部位，使聚集在肿瘤组织的光敏药物活化，引发光化学反应破坏肿瘤。

与传统肿瘤疗法相比，PDT 的优势在于能够选择性地对肿瘤组织杀伤，避免损伤正常组织；由于光敏剂的低毒副作用，它可以进行反复给药治疗，其副作用比传统化疗和放疗要小。

通过 ERCP（经内镜逆行胰胆管造影）或者 PTCS（经皮肝穿刺胆道镜取石）等途径，可以将光纤导入胆道或其他肿瘤部位，对肿瘤进行光动力治疗。临床上常用的是血卟啉光动力疗法（图 2-18）。

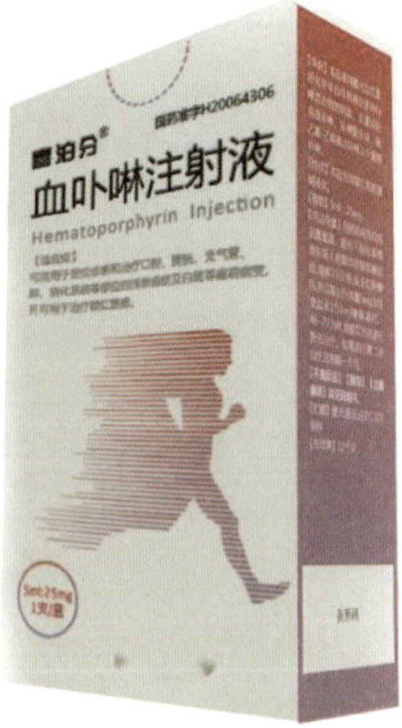

图 2-18　光敏剂血卟啉

184. 哪些疾病可使用光动力治疗？

答： PDT 自 20 世纪 70 年代问世以来，取得了快速发展，尤其新型光敏剂更接近于临床的理想要求，因此，PDT 的应用也随之越来越广泛：

（1）PDT 在胆道疾病中的应用：随着介入技术的发展，将光纤引入胆道系统已不再困难。通过 ERCP（经内镜逆行性胰胆管造影）或 PTCS 联合 PDT 疗法具有全身影响小、疗效好、不良反应少等优点，2015 年就已被纳入胆管癌治疗的指南中。主要为无法手术切除或拒绝手术的胆管癌患者行 PDT：

①将 PDT 与支架内引流及化疗联合应用，可显著提高患者的生活质量。

②对于已行胆道引流的患者，PDT 还可用于支架堵塞时的再疏通。

③ PDT 在胆管癌新辅助治疗、术中和术后的辅助治疗方面也具有重要的潜在应用价值，有望提高肿瘤完全切除率、降低术后局部复发率，延长患者生存期。因此，PDT 可作为胆管癌姑息治疗的重要组成部分。

（2）PDT 在胰腺疾病中的应用：有文献报道，对于无法手术切除的胰腺癌患者，利用腹腔镜联合 PDT，可提高患者生活质量、延长生存期。对于晚期胰腺癌患者，应用腹腔镜联合 PDT 操作简单，并发症少，恢复快，是行之有效的姑息治疗手段之一。

（3）PDT 在浅表及腔道肿瘤中的应用：PDT 用于肿瘤治疗已有 40 余年的历史，对未分化癌或高分化癌、腺癌或鳞癌均有不同程度的疗效。从肿瘤生长部位看，目前主要用于皮肤外生性肿瘤，眼、鼻腔、口腔等腔道内的肿瘤及能经纤维内窥镜到达的腔道，如呼吸道、消化道、泌尿生殖道等部位的恶性肿瘤。早期肿瘤能彻底治愈，晚期肿瘤可使其症状改善，治疗创伤轻、痛苦小，一般不产生严重并发症。术中辅助性 PDT 的应用在膀胱癌、恶性胸膜间皮瘤、脑胶质瘤中也有相关报道。

（4）PDT 在皮肤病中的应用：采用 PDT 治疗尖锐湿疣、痤疮、鲜红斑痣等疾病有效率高，复发率低，是近年来兴起并不断发展的一项治疗新技术。

185. 什么是 PTCD？

答： PTCD 的全称是经皮肝穿刺胆道置管引流术。是指在影像设备引导下经皮经肝穿刺胆管并置入 PTCD 引流管，使胆汁流向体外的一系列技术，可快速、有效地缓解黄疸症状，纠正黄疸所导致的肝功能损害。PTCD 引流管可用于多种疾病，如胆道梗阻、胆管结石、胆囊炎、胆管炎、胆管肿瘤等（图 2-19）。

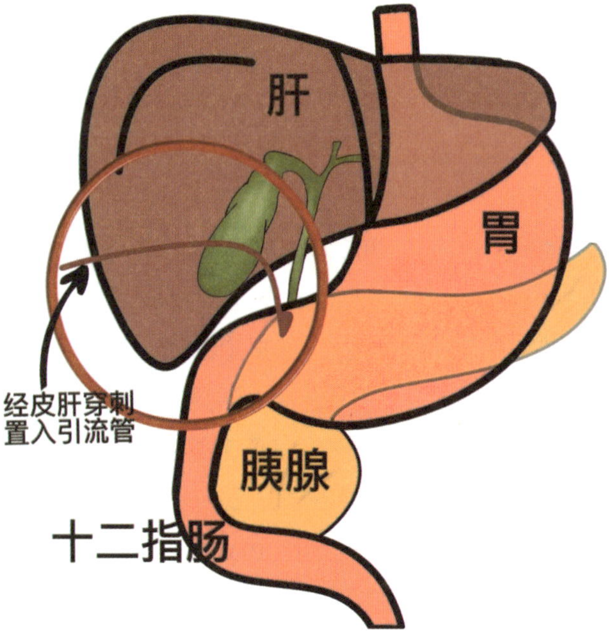

图 2-19　PTCD 穿刺引流技术

186. 什么情况下胆管癌采用 PTCD 治疗？

答： PTCD 适用于不可切除的胆管癌，对于一般情况较差、合并严重的心肺疾病不能耐受手术、已经广泛转移不能行根治性手术治疗且合并有严重梗阻性黄疸的患者，此时可考虑行 PTCD 治疗，其目的是解除胆道梗阻，使胆管引流通畅，减轻黄疸、改善肝功能、缓解症状、延长生存期等。

第三章　胰腺疾病

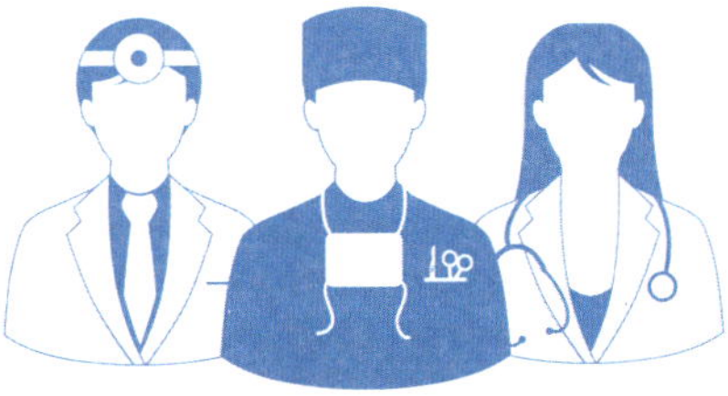

第一节　胰腺炎

187. 胰腺是人体的什么器官？

答： 胰腺是位于人体腹膜后的一个长条形器官，它从右向左横跨第 1 ~ 2 腰椎前方，质地柔软，呈灰红色。

胰腺分为胰头、胰颈、胰体、胰尾四部分，这几个部分之间并没有明显界限。胰头较为膨大，被 C 形的十二指肠包绕，其上后部有胆总管穿过，下部经肠系膜上静脉后方向左突出至肠系膜上动脉右侧，称为胰腺钩突。肠系膜上静脉前方为胰颈。胰颈和胰尾之间为胰体，占胰腺的大部分，胰体后部紧贴着腰椎的椎体，当上腹部受到外力冲击时，胰体很容易被挤压而受伤。胰尾是胰腺左端的部分，其末端与脾门相邻。

胰腺虽小，但作用非凡，它是人体中重要的器官之一，它的生理作用和病理变化都与我们的生命息息相关。

188. 胰腺有什么作用？

答： 胰腺是人体的第二大消化腺，仅次于肝脏，“隐居”在腹膜后。所以它的知名度远不如胃、十二指肠、肝、胆等器官，但胰腺分泌的胰液中的消化酶在食物消化过程中起着“主角”的作用，特别是对脂肪的消化。

胰腺具有外分泌和内分泌两种功能。我们平时吃的食物，并不是吃进去就可以被人体吸收利用了，而是要先进行消化。胰腺的作用就是帮助人体消化这些物质，即胰腺的外分泌功能。胰腺分泌的淀粉酶，可帮助消化碳水化合物，如米饭、面条、馒头等；脂肪酶可帮助消化肥肉等含有脂肪的食物；蛋白酶可消化瘦肉、鱼肉、鸡蛋等所有蛋白质类的食物。胰腺的内分泌功能主要是分泌胰高血糖素、胰岛素、胃泌素等。其中，胰岛素能促进组织细胞对糖的摄取、储存和利用，抑制糖原分解和糖异生，使血糖降低，对人体血糖具有重要调节作用。

所以，胰腺是人体的重要消化器官和内分泌腺体，当胰腺出现问题时，对人体的影响是多方面的。

189. 什么是胰腺的外分泌功能?

答：胰腺的外分泌功能是由胰腺的外分泌组织来完成，外分泌组织主要是由胰腺腺泡和各级大小导管系统组成。腺泡是外分泌的基本单位，它分泌的液体称为胰液，胰液通过由各级导管汇合形成的胰管和副胰管排入十二指肠，帮助肠内食物的消化和营养物质的吸收。

胰液是一种透明的液体，每日分泌量 750 ~ 1500 ml，pH 7.4 ~ 8.4，其主要成分为水和碳酸氢盐。胰液中的消化酶主要包括胰蛋白酶、糜蛋白酶、弹性蛋白酶、胰淀粉酶、胰脂肪酶、胰磷脂酶、胶原酶、羧基肽酶、核糖核酸酶、脱氧核糖核酸酶等。胰液中的碳酸氢盐排入肠内主要是中和进入十二指肠的胃酸，这样可以避免肠黏膜受到强酸的侵蚀，更重要的是为这些消化酶的活动提供最适宜的 pH 环境。

190. 什么是胰腺的内分泌功能?

答：胰腺的内分泌功能主要来源于胰岛。胰岛是散布于腺泡之间的大小不等、形状不定的细胞团。胰腺约有 10^5 ~ 10^6 个胰岛，胰体尾胰岛细胞的密度要高于胰头。胰岛有多种细胞，以 β（B）细胞为主，分泌胰岛素；其次是 α（A）细胞，分泌胰高糖素；δ（D）细胞分泌生长抑素；此外，还有少数 PP 细胞分泌胰多肽和 D1 细胞分泌血管活性肠肽（VIP）等。

胰腺分泌的这些激素对人体的新陈代谢和生长发育起到重要的调节作用。其中 α（A）细胞分泌的胰高血糖素是胰岛素的生理拮抗剂，是调节机体内各种营养物质代谢的重要激素，具有促使肝糖原分解、肝糖原异生、脂肪分解及酮体生成等重要作用；β（B）细胞体积比 α（A）细胞小，分布于胰岛的中心部位，数量最多，占胰岛细胞总数的 60% ~ 80%，主要分泌胰岛素，是调节机体各种营养物质代谢的重要激素之一，可加速糖原生成，促进糖和脂肪的储存，促进蛋白质的合成，维持正常的代谢和生长发育；δ（D）细胞数量极少，它分泌的生长抑素，是多种激素的抑制物，可通过血液对胰岛及远处的器官起作用，也可直接作用于 α（A）细胞及 β（B）细胞；PP 细胞分泌胰多肽，在机体内抑制胰酶的分泌。

191. 胰腺炎分为哪几种类型？

答：胰腺炎是一种发生在胰腺的非感染性炎症，按照发病的急缓分为急性胰腺炎和慢性胰腺炎两种类型。

急性胰腺炎是一种常见的急腹症，病情复杂多变，程度轻重不等，轻者仅表现为胰腺水肿，临床多见，一般预后良好；重者出现胰腺坏死，并发腹膜炎、休克，继发全身多器官功能衰竭，病死率高。

慢性胰腺炎是多种原因所致胰腺实质和胰管的不可逆慢性炎症损害，其特征是反复发作的上腹部疼痛伴进行性胰腺内、外分泌功能减退或丧失。

192. 什么是急性胰腺炎？

答：急性胰腺炎是指胰酶异常激活对胰腺自身及周围器官产生消化作用而引起的、以胰腺局部炎性反应为主要特征，可导致多个器官功能障碍的急腹症。

急性胰腺炎的病因很多，常见的有胆道疾病、过量饮酒和暴饮暴食、十二指肠液反流、胰管堵塞、手术和外伤、胰腺血液循环障碍、内分泌和代谢障碍、感染等。在我国，急性胰腺炎的病因以胆道疾病为主，称之为胆源性胰腺炎，多发生于老年患者。其次为高甘油三酯血症和过度饮酒，常发生于年轻男性患者。

193. 急性胰腺炎是如何引起的?

答: 急性胰腺炎的发病机制较为复杂，目前尚不完全明确，一般认为急性胰腺炎是腺泡内的胰酶异常激活诱导胰腺实质的自身消化，在此基础上腺泡细胞释放炎性细胞因子引起炎症的级联反应。其发病原因主要有以下几类：

（1）各种原因导致胰管内高压从而诱发胰腺炎：

胆道疾病：当结石阻塞胆总管末端时，胆汁可经胆胰管“共同通道”反流入胰管，引起腺泡细胞坏死或胰管内高压，细小胰管破裂，胰液进入腺泡周围组织。此时胰蛋白酶原被激活成胰蛋白酶，后者又激活磷脂酶、弹力蛋白酶、糜蛋白酶等对胰腺进行“自我消化”，诱发急性胰腺炎。

饮酒：乙醇可直接损伤胰腺，还可刺激胰液分泌、引起十二指肠乳头水肿和 Oddi 括约肌痉挛，造成胰管内压力增高，胰管破裂，加之乙醇可以增加胰腺微循环障碍，从而诱发急性胰腺炎。

十二指肠液反流：当十二指肠内压力增高，十二指肠液可向胰管内反流，引起胰管内高压，诱发急性胰腺炎。

医源性因素：部分检查和操作可能诱发胰腺炎，如内镜逆行性胰胆管造影可导致约 2% ~ 10% 病人发生胰腺炎。

肿瘤：胰腺导管内乳头状黏液肿瘤、胰腺癌等可导致胰管梗阻，从而发生急性胰腺炎。

（2）代谢性疾病：随着我国人民生活水平的提高，高脂血症性胰腺炎发病率较前增加。此外，高钙血症（甲状旁腺功能亢进）也可导致急性胰腺炎的发生。

（3）药物因素：部分药物如 5 - 氨基水杨酸、硫唑嘌呤、阿糖胞苷、呋塞米、雌激素、甲硝唑、对乙酰氨基酚等可导致急性胰腺炎。

（4）创伤：上腹部钝器伤、穿通伤、手术创伤等可直接损伤胰腺，导致胰腺炎。

（5）胰腺血液循环障碍：低血压、动脉栓塞、血液黏滞度增高等因素均可造成胰腺血液循环障碍而发生急性胰腺炎。

（6）其他：感染及与妊娠有关的遗传和自身免疫性疾病等。

194. 急性胰腺炎有哪些症状?

答: 急性胰腺炎是一种常见的急腹症，由于病变程度的不同，患者的临床表现也有很大的差异。

（1）腹痛。是急性胰腺炎的主要症状，常在饱餐和饮酒后突然发作，疼痛剧烈，一般位于左上腹，向左肩及左腰背部放射。

（2）腹胀。一般与腹痛同时存在,为腹腔神经丛受刺激引起肠麻痹的结果。腹膜后炎症越严重，腹胀越明显，腹腔积液时患者腹胀进一步加重，并出现停止排便、排气。

（3）早期即可出现恶心、呕吐,呕吐往往剧烈而频繁,呕吐后腹痛不缓解。呕吐物多为胃十二指肠内容物，偶可呈咖啡色。

（4）腹膜炎体征。急性水肿性胰腺炎时压痛一般较为局限,无明显肌紧张。重症急性胰腺炎腹部压痛明显，可伴有肌紧张和反跳痛，可累及全腹。

（5）轻症急性胰腺炎可不发热或轻度发热，胰腺坏死伴感染时持续性高热为主要症状之一。合并胆道感染则常伴有寒战、高热。

（6）其他症状：胆道结石嵌顿或肿大胰头压迫胆总管可出现黄疸；胰腺坏死伴感染时可出现腰部皮肤水肿、发红和压痛；少数严重患者胰腺的出血可经腹膜后途径渗入皮下，在脐周、腰部、季肋部和下腹部皮肤出现大片青紫色瘀斑；消化道出血时出现呕血和便血；血钙降低时，可出现手足抽搐；严重者可发生多器官功能障碍。

195. 急性胰腺炎如何分期?

答: 急性胰腺炎的病程可分为早期和后期两个相互重叠的阶段，分别对应急性胰腺炎病程中的两个死亡高峰。

早期指发病至发病后两周，出现全身炎性反应综合征及多器官功能障碍。虽然急性胰腺炎早期阶段可出现局部并发症，但此时的局部并发症并不能决定疾病的严重程度。

后期指发病两周后，有可能持续存在的全身炎症反应综合征、器官功能障碍和局部并发症。在病程的后期，持续存在的全身炎症反应综合征和器官功能障碍是病情严重程度的重要决定因素，局部并发症特别是感染性并发症也会对患者的预后有影响。

196. 如何判断急性胰腺炎的轻重?

答: 根据急性胰腺炎的病情严重程度及临床表现的不同，一般将急性胰腺炎分为轻症急性胰腺炎、中症急性胰腺炎和重症急性胰腺炎。

（1）轻症急性胰腺炎：为水肿性胰腺炎，占急性胰腺炎的绝大多数，主要表现为上腹痛、恶心、呕吐，无器官功能障碍及局部或全身并发症，通常在 1 ～ 2 周内恢复，病死率极低。

（2）中症急性胰腺炎：伴有一过性（≤ 48 小时）的器官功能障碍和（或）局部并发症，早期病死率低，后期如坏死组织合并感染，则病死率增高。

（3）重症急性胰腺炎：占急性胰腺炎的 5% ～ 10%，伴有持续（＞ 48 小时）的器官功能障碍且不能自行恢复，涉及的器官包括呼吸系统、心血管和肾脏等。重症急性胰腺炎多为出血坏死性胰腺炎，病死率高。

197. 如何诊断急性胰腺炎?

答: 急性胰腺炎要结合临床表现和相关的实验室及影像学检查来诊断。急性胰腺炎发作时一般会出现上腹部持续性疼痛、血清淀粉酶、脂肪酶升高等症状，如果符合下述中的 2 项即可诊断为急性胰腺炎：（1）上腹部持续性疼痛。（2）血清淀粉酶和（或）脂肪酶浓度高于正常上限值 3 倍。（3）腹部影像学检查结果显示符合急性胰腺炎影像学改变。

198. 血、尿淀粉酶升高就一定是胰腺炎吗?

答: 淀粉酶主要来自胰腺和唾液腺的分泌，近端十二指肠、肺、子宫、泌乳期的乳腺等器官也有少量分泌。通常引起血、尿淀粉酶升高的原因有以下几种：

（1）多种原因导致的胰腺组织损伤使胰酶释放增加，如急性胰腺炎、胰腺外伤等疾病。

（2）导致胰液排出受阻的疾病，如胆道疾病、胰腺肿瘤、肠梗阻等。

（3）导致唾液腺淀粉酶分泌增加的唾液腺疾病。

（4）其他如创伤性休克、大手术后、急性乙醇中毒，以及口服避孕药、磺胺类药物等情况。

由于人体内大部分的淀粉酶来源于胰腺，因此血、尿淀粉酶是诊断急性胰腺炎的重要指标之一，但不能仅凭血、尿淀粉酶升高就诊断为急性胰腺炎，急性胰腺炎的诊断还要结合临床症状及影像学检查等。

199. 什么是胆源性胰腺炎?

答: 胆源性胰腺炎是由于胆道结石或胆道肿瘤等引起胆胰管共同通道受阻，胆汁反流经胆胰壶腹进入胰管内，使胰腺消化酶被激活，从而产生胰腺自身消化的炎症性反应。另外，除胆管结石或肿瘤直接阻塞因素外，急、慢性胆囊炎和胆管炎也可出现十二指肠乳头炎症性痉挛或狭窄，使胰液排出不畅,胰管内压力升高,细小胰管破裂,胰液进入胰腺组织间隙,激活胰腺消化酶，这些消化酶直接对胰腺组织产生消化作用，从而发生胰腺炎。我们将这些由于胆道疾病所导致的急性胰腺炎称之为胆源性胰腺炎。

对于怀疑胆源性急性胰腺炎的患者，应在发病初期或入院后尽早行超声检查，以明确是否存在胆道系统结石。磁共振胰胆管成像或内镜超声检查有助于发现隐匿性胆道系统结石。胆源性胰腺炎明确有胆囊结石的患者，建议尽早行胆囊切除术。

200. 肥胖的人更容易患胰腺炎吗?

答: 随着生活水平的提高，肥胖人群越来越多，因肥胖而导致的急性胰腺炎发病率也逐年升高。其主要原因有以下几种：

（1）肥胖的人通常腹部和内脏有大量脂肪堆积，而胰周脂肪过度沉积为胰腺出血、坏死、皂化反应提供了充足的原料。

（2）脂肪分解产生大量游离脂肪酸，而游离脂肪酸可对胰腺腺泡组织产生直接的损伤作用。另外，过多的游离脂肪酸可以激活胰酶中的磷脂酶原 A，产生激活的磷脂酶 A，从而引起胰腺组织的坏死。

（3）高脂血症患者由于血液黏滞度过高可导致胰腺血液微循环障碍、胰腺缺血而引起胰腺炎发作，即高甘油三酯血症性急性胰腺炎。

因此，肥胖的人群日常应注意饮食调整，同时还应积极进行体育锻炼，促进脂肪分解,控制体重。但也有研究发现,在同一诱因如肥胖的诱因作用下，仅有部分患者发生了急性胰腺炎，发生急性胰腺炎的严重程度与肥胖程度没有正相关关系。

201. 急性胰腺炎为什么会出现腹胀?

答: 腹胀是由于急性胰腺炎时腹腔神经丛受刺激导致肠麻痹引起的，早期为反射性，继发感染后则由腹膜后的炎症刺激所致。腹膜后炎症越严重，腹胀越明显。当胰腺分泌的胰液进一步消化自身组织并产生大量的腹腔积液时，可加重腹胀，导致患者出现排气排便停止，甚至引起腹腔间隔室综合征。

急性胰腺炎患者在出现腹痛的同时，常出现不同程度的腹胀，腹胀在一定程度上也反映了急性胰腺炎的严重程度，腹胀对少数患者的困扰甚至超过腹痛。

202. 急性胰腺炎会引起腹膜炎吗?

答: 腹膜是腹腔中的一层浆膜，包覆大部分的腹腔器官。腹膜炎是由细菌感染、化学刺激或物理性损伤引起的腹膜和腹膜腔的炎症。

急性胰腺炎患者均有不同程度的腹膜炎症状。早期多由于被激活的胰酶向腹腔内渗出，使腹膜受到刺激后发生充血水肿，并随之产生大量浆液性渗出液，产生化学性腹膜炎；随着急性胰腺炎的病程进展，合并细菌繁殖导致腹腔内感染时，大量繁殖的细菌及其产生的毒素刺激腹膜又可引起细菌性腹膜炎，这时患者可出现剧烈难忍的腹痛、腹肌紧张、腹部压痛及反跳痛。

203. 急性胰腺炎为什么会出现腹腔积液？

答：急性胰腺炎病因复杂、病情凶险、并发症极多，常合并有腹腔积液。在病程的不同时期，产生腹腔积液的原因也不同。

早期多由于胰酶被激活后刺激腹膜，腹膜产生大量的浆液性渗液积聚在腹腔，从而形成腹腔积液；急性胰腺炎合并腹腔感染时，大量细菌在腹腔内繁殖，进一步促进腹腔积液的形成。此外，急性胰腺炎的患者发生低蛋白血症后，造成血浆胶体渗透压降低，导致大量的液体进入腹腔中形成腹腔积液。与此同时，胰腺炎还会引起胰腺周围血管的压迫或阻塞，影响血液循环和淋巴液排出，使其积聚在腹腔内，继而形成腹腔积液。

204. 急性胰腺炎为何会出现胸腔积液？

答：据统计，约 20%的急性胰腺炎患者有胸腔积液渗出，而且大多数位于左侧。急性胰腺炎时，胰腺导管内压增高而破坏胰管，胰腺分泌物流入腹膜后间隙，然后经食管或主动脉裂孔进入纵隔，再渗透到胸膜腔导致胸腔积液。具体原因有以下几点：

（1）大量胰酶进入血管内，造成血管内膜损伤、胸膜毛细血管通透性增加，导致肺血管内压力升高，产生大量的胸腔积液，严重者可发生急性呼吸窘迫综合征。

（2）胰腺分泌大量的胰液累及横膈两侧的淋巴丛，导致胸腔内液体回流不畅。

（3）胸腔积液的出现还可能与急性胰腺炎发作时诱导出现全身炎症反应及低蛋白血症有关。

胸腔积液是重症急性胰腺炎的危险因子，特别是患者发病后 24 小时内出现左侧或双侧胸腔积液，预示病情较为严重。

205. 急性胰腺炎为什么会出现 ARDS？

答：急性呼吸窘迫综合征（ARDS）是指由肺内和（或）肺外疾病引起的以肺泡毛细血管损伤为主要表现的临床综合征，其主要症状为进行性呼吸困难和严重的低氧血症。ARDS 是急性胰腺炎常见而病死率高的并发症之一。

急性胰腺炎时，胰腺分泌大量的胰酶进入血管内，引起广泛血管功能损伤和紊乱，体液大量进入第三间隙，发生低血容量性休克，导致肺血容量灌注不足。同时，大量胰酶又激活凝血、纤维溶血、补体等多个系统，引起肺微血栓形成和栓塞，导致肺血管进一步损伤，肺灌注不足、肺血管壁破坏，最终出现肺间质和肺泡水肿、肺不张等改变，患者表现为严重的呼吸困难和低氧血症，即 ARDS。

206. 急性胰腺炎为什么会发生肾衰竭?

答：急性胰腺炎发生肾功能衰竭的原因为急性胰腺炎发作时胰腺分泌大量的胰酶，这些胰酶进入血管内，使血管壁破坏、内膜损伤、血管通透性增加，体液大量进入第三间隙形成腹腔积液、胸腔积液等，发生低血容量性休克，导致肾血流量灌注不足，引起急性肾前性肾衰竭；此外，急性胰腺炎时，大量的毒性物质进入血管内，需要通过肾脏排出体外，而这些毒性物质通过肾脏排泄的同时也对肾脏本身产生毒害作用，引起急性肾衰竭。急性肾衰竭是急性胰腺炎，特别是重症急性胰腺炎常见且严重的并发症。

207. 治疗急性胰腺炎为什么需禁食?

答：急性胰腺炎是由于胰酶在胰腺内被激活后引起胰腺组织自身消化的炎症反应。胰腺分泌的胰酶越多，其消化作用越强，对机体的损伤也越大。急性胰腺炎的治疗关键就是抑制胰酶的分泌。胰酶的分泌是受多种因素调节的，在非消化期胰酶几乎不分泌或很少分泌，而在进食后，胰酶则开始大量分泌。另外，食物进入肠道后刺激胆囊收缩素、胃泌素、血管活性肠肽等多种激素分泌，这些激素也都能促进胰酶的分泌。因此，禁食不仅能减少胰液分泌，还能防止呕吐、减轻腹胀，在胰腺炎的治疗中具有重要作用。

208. 治疗急性胰腺炎为什么要进行胃肠减压?

答: 胃肠减压（图 3-1）是急性胰腺炎的重要治疗方法，其作用是通过胃管将胃肠道内的气体及液体抽吸出来，以减轻胃肠道压力。既能减轻腹胀、防止呕吐，又能减少促胰酶素和促胰液素的分泌，从而抑制胰液和胰酶的分泌，使胰腺得到充分休息，还能减轻胰液对自身组织器官的消化，改善全身症状，促进恢复。

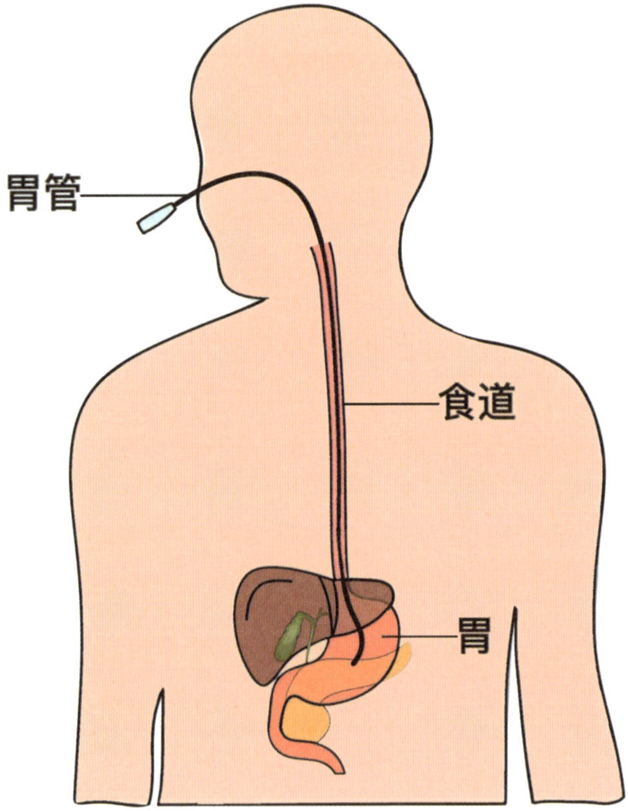

图 3-1　胃肠减压示意图

209. 急性胰腺炎的非手术治疗措施有哪些?

答: 急性胰腺炎的非手术治疗措施包括:

(1)禁食,胃肠减压:可减少胰液和胰酶的分泌,减轻腹胀、防止呕吐、降低腹内压。

(2)静脉输液,防治休克:通过输液补充电解质,纠正酸中毒,预防和治疗低血压,维持循环稳定。

(3)抑制胰腺分泌:可应用质子泵抑制剂、H2受体阻滞剂、生长抑素等抑制胰腺分泌的药物。

(4)解痉镇痛:如诊断明确可使用解痉镇痛药物缓解症状。

(5)营养支持:禁食期间使用完全肠外营养;在胃肠功能耐受的情况下,尽早开展肠内营养(肠内营养管置入下消化道能减少胰腺分泌)。

(6)应用抗菌药物:对于无感染证据的急性胰腺炎,不推荐预防性使用抗菌药物;如有感染证据,可经验性使用抗菌药物,并尽快进行体液培养,根据细菌培养和药物敏感试验结果调整抗菌药物。

(7)中药治疗:中药(大黄、芒硝及复方制剂等)有助于促进胃肠道功能恢复,减轻腹痛、腹胀症状。

210. 什么情况下急性胰腺炎需要手术治疗?

答: 一般来说,轻症急性胰腺炎通过及时的非手术治疗能够好转。但随着病情发展变化,如出现以下情况,则需要进行手术治疗:

(1)患者有急性腹痛等症状,不能排除其他急腹症,需要手术探查明确诊断或改善症状。

(2)结石、肿瘤等导致胆总管下端梗阻或胆道感染。

(3)合并大出血、肠穿孔或形成胰腺假性囊肿。

(4)胰腺和胰周坏死组织继发感染。

211. 急性胰腺炎有哪些手术方式?

答: 对于不同的患者，在不同的病程时期，需要采用不同的手术方式。急性胰腺炎最常用的手术方式是坏死组织清除加引流术，可选择开腹手术或腹腔镜手术，清除胰周和腹膜后的渗液、脓液及坏死组织，彻底冲洗后放置多根引流管，目的在于术后进行灌洗并充分引流。并发胰腺或胰周感染者也可进行经皮穿刺引流或内镜下穿刺引流。经皮穿刺引流一般在超声或 CT 引导下进行，首选经腹膜后路径穿刺；内镜下穿刺引流通常经胃壁或十二指肠壁进行，穿刺后将液体引流至体外。

胆源性胰腺炎患者如症状较轻，在排除胆总管结石的情况下，可在当次住院期间行胆囊切除，如为中重症胰腺炎，则需待病情稳定后再切除胆囊，一般为发病后 1 ~ 3 个月。

212. 急性胰腺炎手术有哪些并发症?

答: 急性胰腺炎手术的并发症主要有：

（1）出血：包括应激性溃疡出血、手术创面的活动性渗血或由于感染坏死组织、消化液腐蚀腹腔血管导致出血等。

（2）感染：术后引流不畅或感染进展未得到及时有效的控制，严重者可发生脓毒血症。

（3）胰瘘：发生胰瘘后可根据胰瘘程度采取充分引流、延迟拔除引流管、采取相应药物治疗等措施，必要时进行腹腔灌洗引流。

（4）消化道瘘：由于胰液的消化作用或感染坏死病灶的腐蚀导致胃肠道壁坏死、穿孔所致。常发生于结肠和十二指肠，也可见于胃和空肠。

（5）胰腺假性囊肿或胰腺脓肿形成。

213. 急性胰腺炎会引起糖尿病吗?

答: 胰腺具有外分泌和内分泌两种功能，其中胰腺的内分泌功能由胰岛完成。胰岛由大小不等、形状不一的细胞团组成，有多种细胞，其中以 B 细胞为主，胰岛素就是由 B 细胞分泌的。胰岛素是人体内唯一的一种降低血糖的激素，当各种原因导致胰岛素分泌不足或胰岛素抵抗时就会发生糖尿病。急性胰腺炎发作时，会导致胰腺组织的破坏，其中也包括胰岛 B 细胞。

急性胰腺炎是否会引起糖尿病要视胰腺炎的严重程度，如急性水肿性胰腺炎病变较轻，治疗后胰腺组织恢复较好，细胞破坏少，则糖尿病的发生率较低；急性出血性坏死性胰腺炎时，大量的胰腺组织出血、坏死，即使病情明显好转后，也会残留大量的胰腺组织坏死无法恢复，其中如果有大量的胰岛 B 细胞死亡，就会导致胰岛素分泌量下降、血糖持续维持较高水平，引起糖尿病。

214. 什么是胰瘘?

答: 胰瘘是指胰腺导管损伤或破裂后，胰腺导管上皮与腹腔或其他器官上皮表面之间形成的异常通道，内含源自胰腺的富含酶类的液体。

胰瘘主要表现为腹痛、持续腹胀、发热、腹腔引流管或伤口流出无色清亮液体。胰腺外科术后第 3 天或 3 天之后，任意量的引流液中淀粉酶浓度高于正常血清淀粉酶浓度上限 3 倍以上，同时具有相应临床表现或影像学证据，即可诊断为胰瘘。胰瘘是胰腺手术后常见的并发症之一，如处理不当，可导致腹腔内感染、出血及脓毒症等并发症，是术后患者死亡的重要原因。根据胰瘘对患者术后过程的影响，分为生化漏（非胰瘘）、B 级瘘和 C 级瘘。其中生化漏最常见，仅检验结果提示胰酶升高，不产生临床不良后果，不属于真正的胰瘘；B 级瘘影响术后康复进程，需要临床治疗干预；C 级瘘最严重，合并器官功能衰竭，危及生命，大多需要手术。

215. 发生胰瘘如何处理?

答: 发生胰瘘后，根据情况可采用非手术治疗和手术治疗。非手术治疗方法包括引流、控制感染和营养支持等。

（1）引流：通畅引流是治疗胰瘘的基础，可防止胰液积聚侵蚀血管、脏器及继发感染。引流不畅时可通过介入超声或 CT 引导下穿刺引流。

（2）控制感染：可先按经验使用广谱抗菌药物，然后留取引流液做培养，再根据药物敏感试验结果调整。

（3）营养支持：改善营养状况有助于胰瘘愈合，同时应控制血糖、纠正低蛋白血症和贫血、维持水和电解质平衡。

非手术治疗无效时应考虑手术治疗。再次手术方式分为胰腺功能保留手术和残胰切除术，功能保留手术有胰腺外引流术、内引流术（胰肠再吻合、挽救性胰胃吻合）、胰腺次全切除和腹腔引流等。

216. 什么是慢性胰腺炎？

答：慢性胰腺炎是由遗传、环境等多种因素引起的胰腺组织进行性慢性炎症性疾病，出现胰腺萎缩、胰腺实质钙化、胰管结石、胰管扩张或狭窄、胰腺假性囊肿形成等，表现为反复发作的上腹部疼痛伴进行性胰腺内、外分泌功能减退或丧失。患者可有食欲减退和体重下降，部分患者可出现胰岛素依赖性糖尿病和脂肪泻，通常将腹痛、体重下降、糖尿病和脂肪泻称为慢性胰腺炎四联症。有研究表明，酗酒、吸烟是慢性胰腺炎最常见的危险因素，并可促发疾病加重。遗传、自身免疫性疾病、各种原因导致的胰管梗阻等也可能与慢性胰腺炎发病有关，少部分慢性胰腺炎发病原因不明。少数患者可在胰腺慢性炎症的基础上发生癌变。

217. 慢性胰腺炎如何治疗？

答：慢性胰腺炎可采用非手术治疗和手术治疗。

非手术治疗方法主要包括：

（1）病因治疗：戒烟戒酒。

（2）镇痛：根据具体情况选择合适的镇痛药物。

（3）饮食疗法:规律饮食、少食多餐，选择高蛋白、富含维生素、低脂饮食，限制糖的摄入。

（4）补充胰酶：消化不良尤其是有脂肪泻的患者，可使用外源性胰酶制剂，胰酶制剂应在进食时与主餐同服。

（5）糖尿病治疗：控制饮食，必要时遵医嘱采用胰岛素替代疗法。

（6）营养支持：禁食期间可给予肠外和（或）肠内营养支持。

手术治疗应遵循个体化原则，根据病因、胰管、胰腺及胰周脏器病变特点、并发症等因素进行术式选择。主要目的是减轻疼痛、延缓疾病进展，但不能逆转疾病过程。主要手术方式有：

（1）胰管引流术：能最大限度保留胰腺功能，如胰管空肠吻合术、经十二指肠 Oddi 括约肌切开术。

（2）胰腺切除术：适用于胰腺纤维化严重而无胰管扩张者，可根据病变范围选择胰体尾部切除术、胰十二指肠切除术或全胰切除术。

（3）胰腺切除联合胰管引流术。

（4）内脏神经阻滞术：仅用于其他方法无法缓解的顽固性剧烈疼痛，或作为其他手术方法的辅助。

218. 慢性胰腺炎能治愈吗?

答：慢性胰腺炎是一种迁延不愈的难治性疾病，因症状顽固，需终身治疗，严重影响患者生活质量。其治疗目的是消除病因、控制症状、治疗并发症、改善胰腺功能、提高生活质量等，但治疗不能逆转疾病过程。部分患者病情相对稳定，持续进展者可导致胰腺内、外分泌功能不全或胰腺癌，因此慢性胰腺炎患者必须长期随访，定期进行血糖、糖化血红蛋白、肿瘤标志物、彩超、CT 或磁共振等检查，以动态监测、评估患者胰腺内外分泌功能、营养状况及生活质量等，以便发现问题及时治疗。

第二节　胰腺囊性疾病

219. 什么是胰腺囊性疾病?

答:胰腺囊性疾病是指由胰腺上皮和(或)间质组织形成的含囊腔的病变，分为:

(1)非肿瘤性:主要包括胰腺假性囊肿、先天性真性囊肿和潴留性囊肿。

(2)肿瘤性病变:主要指胰腺囊性肿瘤。

220. 什么是胰腺假性囊肿?

答:胰腺假性囊肿多继发于急性胰腺炎后期、慢性胰腺炎、外伤或手术等，渗漏积聚的胰液被周围组织及器官包裹后形成囊肿，内含胰腺分泌物、肉芽组织、纤维组织等，为最常见的胰腺囊性疾病。其病理特点是囊内壁无上皮细胞覆盖，故称假性囊肿。

胰腺假性囊肿可无症状。囊肿体积较大时可产生压迫症状，如压迫胃、十二指肠引起恶心、呕吐、食欲下降；合并感染时可出现发热和腹部压痛。囊肿也可能自行破溃，进入游离腹腔或空腔脏器，如胃、十二指肠和结肠等。胰腺假性囊肿如处理不当，会导致感染性胰腺坏死，囊肿内、腹腔或消化道出血及胰瘘、肠瘘等严重并发症。

221. 胰腺假性囊肿需要手术吗?

答: 并非所有的胰腺假性囊肿都需要手术治疗。一般来说，体积小于6cm、无症状的胰腺假性囊肿可动态观察，无症状出现或囊肿无进行性增大者，暂不予治疗。如果出现下列情况，则应采取手术治疗：

（1）出现压迫症状或出血、感染、破裂等并发症。

（2）出现腹痛、黄疸等症状。

（3）合并胰管梗阻或与主胰管相通。

（4）囊肿为多发性。

（5）难以与胰腺囊性肿瘤鉴别。

（6）经过连续随访观察，影像学检查提示囊肿不断增大。

近年来，随着消化内镜、影像介入等诊疗技术的快速发展，尤其是超声内镜技术的不断更新及新型囊肿引流支架的临床应用，为胰腺假性囊肿的治疗方式带来了更多选择。

222. 胰腺假性囊肿手术方式有哪些?

答: 胰腺假性囊肿常用的手术方式有：

（1）胰腺假性囊肿内引流术：即将胰腺假性囊肿引流到胃肠道，适用于囊壁成熟（6 周以上）者；常用囊肿空肠 Roux-en-Y 吻合术，将空肠切断、远端上提与囊肿吻合，近端则与远端空肠吻合，以恢复消化道的连续性；如果囊肿位于胃后壁,可通过胃镜或腹腔镜手术直接将囊肿与胃后壁吻合(图 3-2)，进行引流。

（2）胰腺假性囊肿外引流术：将胰腺假性囊肿引流到体外，主要用于假性囊肿继发感染经皮穿刺置管引流术失败、囊肿破裂等情况。由于其并发症和复发率较高，现已较少使用。

（3）胰腺假性囊肿切除术：适用于有症状的小囊肿或内引流、外引流效果不佳的多发假性囊肿。

223. 什么是胰腺囊性肿瘤?

答: 胰腺囊性肿瘤是胰腺囊性疾病中的一种，以胰管或腺泡上皮细胞增生、分泌物潴留形成囊肿为主要特征，影像学检查为诊断该疾病的主要手段。

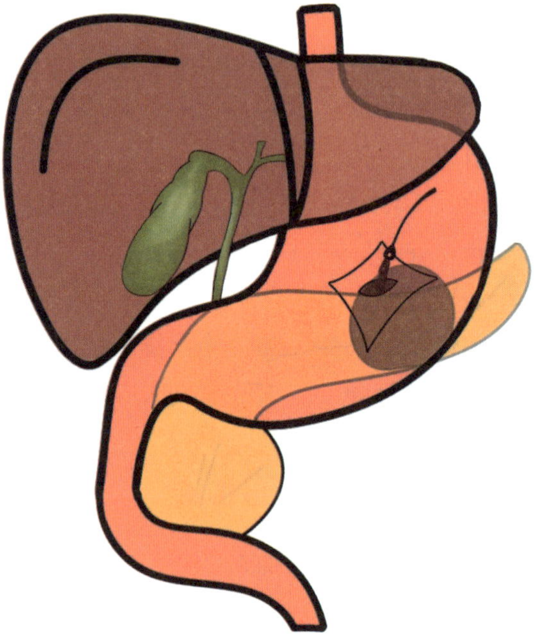

图 3-2　胰腺假性囊肿——胃吻合术

胰腺囊性肿瘤一般生长缓慢，疾病初始大多无症状，常于体检时发现。后期随着肿瘤逐渐增大，肿瘤囊内压力增高或压迫邻近器官，可出现上腹部疼痛不适或腹部肿块，少数患者可有梗阻性黄疸、消化道出血、急性胰腺炎等表现。此外，胰腺导管内乳头状黏液瘤可反复发作胰腺炎，病程较长者可表现为脂肪泻、糖尿病和体重下降等胰腺内、外分泌功能不全的症状。

224. 胰腺囊性肿瘤分为哪几类?

答: 根据 WHO（世界卫生组织）组织学分类，将胰腺囊性肿瘤分为浆液性囊腺瘤、黏液性囊腺瘤、导管内乳头状黏液瘤和实性假乳头状肿瘤四种类型。各类胰腺囊性肿瘤性质、预后及恶变风险均不同（表 3-1）。

表 3-1　各类胰腺囊性肿瘤性质、预后及恶变风险

肿瘤类型	好发人群	好发部位	预后及恶变风险
浆液性囊腺瘤	好发于中老年女性	约半数发生于胰体尾部	大多数为良性，恶变倾向低，预后良好
黏液性囊腺瘤	以中年女性多见	多发生于胰体尾部	具有恶变倾向
导管内乳头状黏液瘤	多见于中老年，男性较女性多见	好发于胰头钩突部位，可累及全胰	①主胰管型：恶变可能性较大 ②分支胰管型：恶变倾向相对较低
实性假乳头状肿瘤	以青年女性多见	胰腺尾部	为低度恶性肿瘤

225. 胰腺囊性肿瘤如何治疗？

答：胰腺囊性肿瘤大部分为良性，密切观察定期随访即可。但有临床症状、有恶变倾向或临床难以鉴别肿瘤良恶性时，则需要选择手术治疗（图 3-3）。

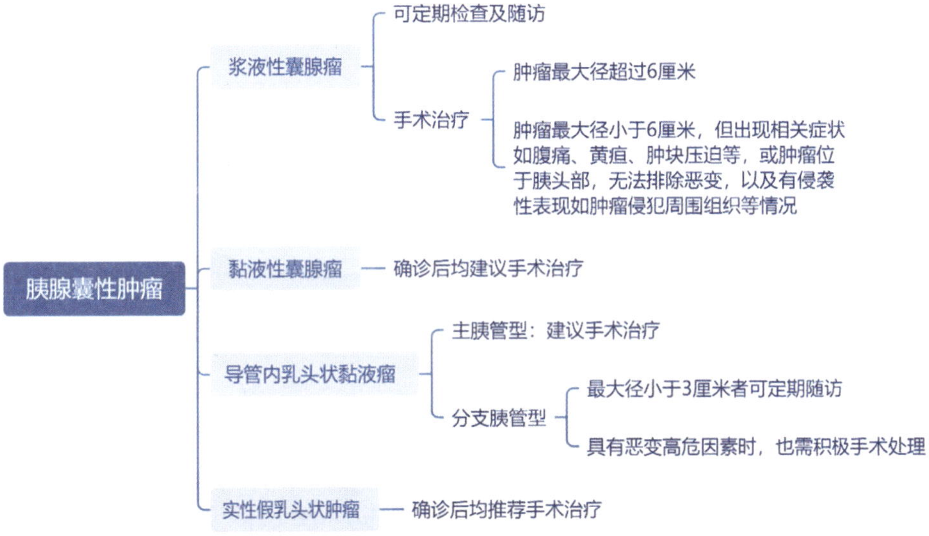

图 3-3　胰腺囊性肿瘤治疗方式

根据需要，胰腺囊性肿瘤可选择开腹手术、腹腔镜手术或机器人手术。根据肿瘤的不同部位，常见手术方式包括胰十二指肠切除术、保留或不保留脾脏的胰体尾切除术、胰腺节段切除、单纯胰腺肿瘤剜除术及全胰切除术等。

第三节　胰腺癌

226. 胰腺癌是什么?

答: 胰腺癌（图 3-4）是一种发病隐匿、发展迅速、治疗效果及预后极差的消化道恶性肿瘤，其早期诊断困难，多数患者确诊时已属晚期，手术根治率低，治疗手段有限，因此胰腺癌也被称为“癌中之王”。近年来，胰腺癌的发病率呈明显的上升趋势，且患者日趋年轻化，40 岁以上多见，男性略多于女性。

并不是所有长在胰腺上的肿瘤都是胰腺癌，我们常说的胰腺癌是指胰腺导管上皮细胞的癌变，即胰腺导管腺癌，约 90% 的胰腺癌都属于胰腺导管腺癌，黏液性囊腺癌、腺泡细胞癌和腺鳞癌较为少见。胰腺癌包括胰头癌和胰体尾癌，其中胰头癌最为常见。近年来，随着医疗技术的进步和药物研发的进展，治疗方式日益丰富，多学科诊疗与个体化治疗给予了胰腺癌患者更多的希望和益处。

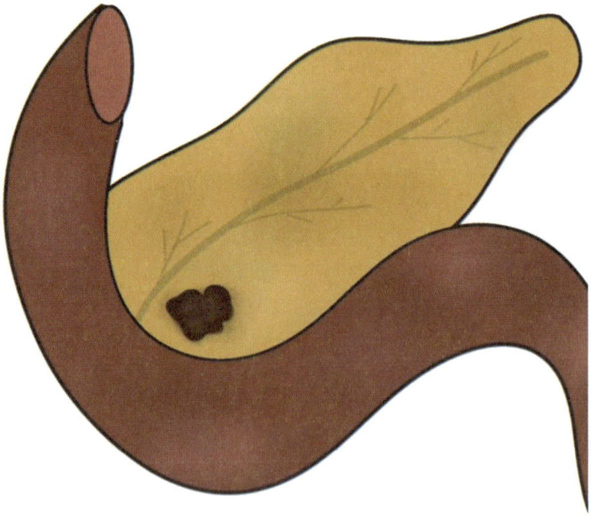

图 3-4　胰腺癌示意图

227. 胰腺癌是如何发生的?

答: 尽管一直以来都在对胰腺癌的发病原因进行研究，但是到目前为止，胰腺癌的发病原因依然不明确，流行病学调查显示胰腺癌发病与多种危险因素有关。

（1）非遗传性危险因素：

①吸烟：吸烟是目前唯一公认的胰腺癌发病危险因素，烟叶中的致癌物质可以引起胰管上皮的癌变。

②酗酒：酒精可直接损伤胰腺组织，因酗酒引发的胰腺炎反复发作会使癌变概率大大增加。

③肥胖与饮食习惯：胰腺癌也被称为“富贵癌”，有研究表明胰腺癌的发病与长期摄入高热量的饮食有关，摄入富含脂肪和蛋白的食物、油炸食品和低膳食纤维食物过多，均可增加胰腺细胞对致癌物质的敏感性，促进胰腺癌的发生，而多摄入新鲜水果和蔬菜可降低致癌风险。

④慢性胰腺炎：慢性胰腺炎反复发作可导胰腺导管狭窄、梗阻、胰液潴留，小胰管上皮增生以致癌变。

⑤糖尿病：糖尿病和胰腺癌的关系尤其复杂，有统计表明胰腺癌病例中大部分患有糖尿病，而糖尿患者中胰腺癌的发病率也较健康人群高。

⑥其他：苯胺及苯类化合物接触史也是胰腺癌的危险因素。

（2）遗传性危险因素：家族遗传是胰腺癌的高危因素，约 10% 胰腺癌病例具有家族遗传性。

228. 胰腺癌有什么症状?

答: 胰腺癌恶性程度较高，进展迅速，但起病隐匿，早期症状不典型，因此往往容易被忽视。胰腺癌主要症状有：

（1）腹部不适或腹痛：为常见的首发症状。多数胰腺癌患者仅表现为上腹部不适或隐痛、钝痛和胀痛等，容易与胃病和肝胆疾病相混淆。少数患者可无疼痛，通常因对早期症状的忽视而延误诊治。中晚期可出现持续性剧烈腹痛，向腰背部放射，致不能平卧，常卷曲坐位，严重影响饮食和睡眠。

（2）消瘦和乏力：在没有刻意减肥的情况下，体重下降明显时，需引起警惕，应及时至医院就诊。

（3）消化道症状：如食欲不振、腹胀、消化不良、腹泻或便秘等，部分患者可有恶心、呕吐等，容易与肝炎、胃肠道疾病等混淆。

（4）黄疸：是胰头癌最主要的症状，呈进行性加重。还可出现皮肤瘙痒、浓茶色尿和陶土样大便等表现。

（5）其他症状：部分患者可出现持续或间歇低热。如果糖尿病患者出现血糖波动且药物控制不理想或者无糖尿病家族史的中年人突发糖尿病也要注意排查胰腺癌。

229. 胰腺癌如何确诊?

答: 胰腺癌因早期症状和体征无特异性，常被忽视，诊断有一定的难度，主要依赖于影像学检查和实验室检查。如能在术前和术中取得病变组织行病理学检查，则能明确诊断。

（1）影像学检查：

① B 型超声：简便、无创、无辐射，是胰腺癌诊断的初筛检查方法。但是由于胰腺位置比较深，受器官遮挡，以及胃肠道内气体、患者体型等因素影响，有时难以完整观察胰腺，具有较大的局限性。

② CT：是当前检查胰腺最佳的无创性影像检查方法，可为胰腺癌的定性、定位诊断提供重要的影像学依据。

③ MRI 及磁共振胰胆管成像：当胰腺病变鉴别诊断困难时，可作为 CT 增强扫描的有益补充。

④正电子发射计算机体层显像（PET/CT）和 PET-MRI：可作为 CT 和（或）MRI 的补充手段，有助于辨别肿瘤的良恶性程度，在排除及检测远处转移病灶方面具有优势。

⑤超声内镜（EUS）：超声内镜引导下细针穿刺活检（EUS-FNA）是目前胰腺癌定位和定性诊断最准确的方法。EUS 是有创伤性的检查，对于诊断

及手术适应证明确的患者，无需常规行 EUS 检查。

⑥经内镜逆行性胰胆管造影（ERCP）：可以在胰胆管内行细胞刷检或钳夹组织，然后行胰液及胆汁相关脱落细胞学检查或病理学检查。

（2）实验室检查：

①血液生化检查：如有胰管梗阻，早期可有血、尿淀粉酶的一过性升高，空腹及餐后血糖升高和糖耐量异常等。胆道梗阻时，血清胆红素升高。

②血液肿瘤标志物检测：常用的与胰腺癌诊断相关肿瘤标志物有 CA19-9、癌胚抗原（CEA）、糖类抗原 125（CA125）等，其中 CA19-9 临床意义较大，可用于辅助诊断、疗效监测。

230. 什么是超声内镜（EUS）？

答: 超声内镜（EUS）是将内镜和超声相结合的消化道诊治技术（图 3-5）。将微型高频超声探头安置在内镜顶端，当内镜插入体腔后，在内镜直接观察消化道黏膜病变的同时，可利用内镜下的超声进行实时扫描，可以获得胃肠道层次结构的组织学特征及周围邻近脏器的超声图像的检查方法。

超声内镜的出现使内镜技术实现了飞跃性的发展。目前，超声内镜已成为胰腺、胆道及周围病变最精准的检查手段。通过超声内镜可以同时进行胰腺等部位的穿刺活检，获得病理诊断，为后续治疗提供重要依据。超声内镜还可以进行胰腺周围积液、囊肿的穿刺引流，以及胆道的穿刺引流，同时也可以进行胰腺周围病变的局部治疗，例如内脏神经阻滞止痛，肿瘤的局部消融治疗等。

超声内镜可以在全麻或者局麻下进行，一般无严重并发症，绝大部分患者检查后当天即可恢复正常饮食和活动。

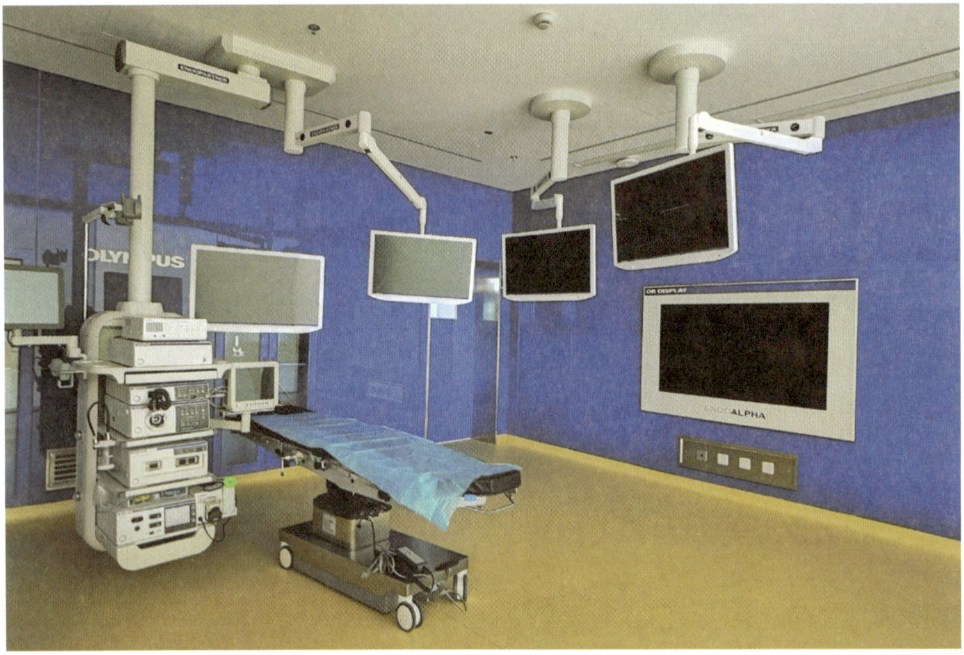

图 3-5 超声内镜治疗仪

231. 哪些疾病适合使用超声内镜诊断?

答: 经过 20 多年的临床实践，超声内镜的技术越来越成熟，应用范围也不断扩大，进一步提高了内镜和超声的诊断水平。其主要应用如下：

（1）确定消化道黏膜下肿瘤的起源与性质。对于食管、胃、十二指肠及结直肠生长的黏膜下肿瘤，超声内镜是诊断消化道黏膜下肿瘤的金标准。通过肿瘤起源层次、大小、回声特点等初步判定肿瘤性质。

（2）判断消化系统肿瘤的侵犯深度及外科手术切除的可能性。超声内镜能较准确地诊断消化道早癌，为早癌的内镜下切除提供保障。对于进展期的消化道癌可进行较准确的术前 TNM 分期，以便于制定手术方案或进行术前新辅助放化疗。

（3）胰胆系统肿瘤超声内镜可紧贴胃壁或十二指肠壁进行扫描，诊断胰腺、胆道肿瘤浸润大血管或周围重要脏器的可靠性较高，可避免不必要的开腹手术探查。

（4）超声内镜是诊断慢性胰腺炎的敏感工具。目前尚无诊断慢性胰腺炎的金标准，超声内镜可清晰地显示胰腺实质结构和胰管的细小改变，如胰腺实质内高回声、腺体呈小叶样结构、胰管扩张、胰管结石等征象，是诊断慢性胰腺炎的敏感工具。

（5）十二指肠壶腹部肿瘤的鉴别诊断。

（6）判断食管静脉曲张程度与栓塞治疗的效果。

232. 胰腺癌有哪些治疗方法?

答: 手术切除是胰腺癌唯一可能的根治手段。但遗憾的是胰腺癌的手术切除率比较低，而且胰腺位置深、周围有很多大血管和重要器官，胰腺癌还容易侵蚀大血管和神经，导致手术难度大、风险高，手术后并发症也比较多。常用的手术方法有传统开放手术，微创手术包括腹腔镜和机器人手术。

对于部分不能手术的患者，目前提倡新辅助治疗先行的治疗模式，即通过化疗、放化疗等方式缩小或降低肿瘤分期后再评估是否可以手术。针对不可切除的胰腺癌，可行胃空肠吻合术、胆总管 / 肝总管空肠吻合术等姑息性手术。此外，还可以采用放射治疗、化学治疗、介入治疗、免疫治疗、中医药治疗等综合治疗手段，以缓解症状、提高生活质量、尽量延长生存时间。

233. 什么是胰十二指肠切除术?

答: 手术是目前治疗胰腺癌的主要方法，且是唯一可能达到根治的方法。对于生长于胰头部的肿瘤，常用的手术方式为胰十二指肠切除术（图 3-6），切除范围包括胰头、远端胃、十二指肠、上段空肠、胆囊和胆总管，还需同时清扫相应区域的淋巴结，然后将胰腺、肝管、胃分别与空肠进行吻合，重建消化道。胰十二指肠切除术切除器官、组织多，淋巴清扫范围广，消化道重建复杂，是普外科公认的操作最为复杂的大型手术。

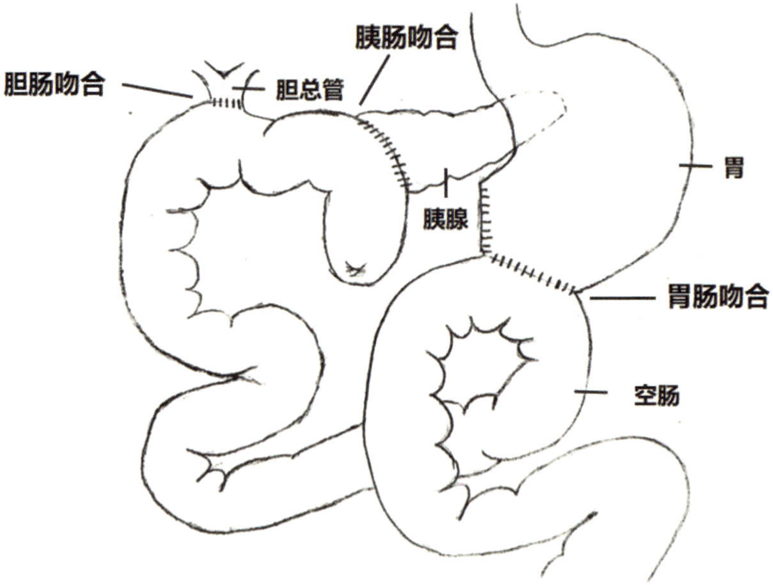

图 3-6 胰十二指肠手术图解

传统的胰十二指肠切除术（OPD）于直视下操作，手术视野暴露清楚；缺点是创伤较大、患者痛苦大、术后恢复慢。而腹腔镜胰十二指肠切除术（LPD）和机器人辅助胰十二指肠切除术可以很好地弥补 OPD 的缺陷和不足，有利于术后恢复，缩短住院时间，使患者获益。

234. 胰十二指肠切除术有哪些并发症?

答: 胰十二指肠切除术因切除的范围广泛，同时还要进行复杂的消化道重建，且此类手术患者术前营养及全身状况较差，因此术后易出现多种严重的并发症。

（1）出血：是胰十二指肠切除术后威胁患者生命最严重的并发症。表现为腹腔引流管、胃管或手术切口流出鲜红色液体，患者出现呕血、黑便、血便及心慌、面色苍白等表现。早期出血发生在术后 24 小时以内，可能的原因有凝血功能障碍、手术创面活动性渗血等。晚期出血通常发生在术后一周左右或更长时间,多由于胰瘘、胆漏等导致周围组织及血管被消化液腐蚀而出血。此外，应激性溃疡和吻合口溃疡也可引起出血。

（2）胰瘘：是胰十二指肠切除术后最常见的并发症和导致死亡的主要原因之一，表现为腹痛、腹胀、发热、腹腔引流管或伤口流出无色清亮液体，引流液淀粉酶含量升高。吻合口张力过大、血液供应障碍及胰液引流不畅等，都可引起胰瘘。胰瘘可导致腹腔出血、消化道出血、腹腔脓肿等严重次生并发症，因此发生胰瘘时应积极处理。

（3）胆漏：较少见，如发生胆漏采取通畅引流一般可以治愈，引流不畅及有腹膜刺激征者应手术探查。

（4）感染：表现为腹痛、高热等，主要是术后腹腔引流不畅所致。也可由于患者免疫力差、手术创伤大、手术时间长等导致感染。出现感染时需使用抗菌药物及加强全身支持治疗，出现腹腔脓肿者可在超声引导下行脓肿穿刺置管引流术。

（5）胃排空延迟：常表现为呕吐、上腹饱胀等。经持续胃肠减压、全身营养支持、胃动力药物和中医药治疗等，一般能得到缓解。

235. 胰腺癌手术后会复发吗?

答: 胰腺癌手术后是有复发风险的。胰腺癌手术治疗只能够切除局部肿瘤，还可能有很多看不见的癌细胞残留，血液和淋巴中也可能存在，因此手术不一定能完全达到根治的目的。为了预防复发，胰腺癌术后仍需积极采用放疗、化疗等综合治疗，以提高患者机体免疫力，抑制癌细胞扩散和转移，从而提高患者的生活质量，最大程度地降低胰腺癌患者手术后复发的概率。

236. 胰腺癌放疗有用吗?

答: 放射治疗即放疗，是胰腺癌的局部治疗手段之一。对于可以进行手术的胰腺癌患者，首选治疗方法依然是手术。针对可手术切除却因内科疾病不耐受手术或拒绝手术的胰腺癌患者，推荐精准根治性放射治疗结合同期化疗，以增加肿瘤细胞对化疗药物的敏感性，是提高这部分患者长期生存的新选择。临界可手术切除患者可直接接受高剂量放疗或联合化疗，再根据治疗后疗效判断是否行手术切除。

同期放化疗是局部晚期胰腺癌的首选治疗手段。胰腺癌晚期患者肿瘤较大形成压迫，通过放射治疗使肿瘤缩小，可提高患者的生存质量。放疗给无法进行手术的局部胰腺癌患者和胰腺癌晚期患者的治疗带来了福音，但在治疗效果上也会存在个体差异。

237. 胰腺癌疼痛怎么办?

答: 疼痛是中晚期胰腺癌常见的临床症状，癌细胞对血管及神经等的侵犯、胰腺周围神经炎症、胰腺肿物所致包膜张力增加和胰头肿块致胰管内压力增高等均能引起胰腺癌患者剧烈疼痛。中晚期胰腺癌所致的疼痛非同一般，严重影响患者饮食及睡眠，使患者的生活质量明显下降。因此，镇痛是胰腺癌晚期患者治疗的重要内容。

疼痛治疗以镇痛药物治疗为基础，联合手术、神经阻滞、心理治疗等多种方式。镇痛药物使用遵循 WHO 三阶梯镇痛方案。轻度疼痛可口服吲哚美辛、对乙酰氨基酚、阿司匹林等非阿片类药物；中度疼痛应用弱吗啡类如可卡因等药物；重度疼痛可应用吗啡。胰腺癌导致上腹部持续性疼痛，口服止痛药物效果不佳或无法耐受阿片类止痛药物不良反应，可考虑行神经阻滞治疗。该治疗是在 CT/MR、超声 / 超声内镜等影像引导下将药物（无水乙醇和局麻药物）注射至腹腔神经丛，通过阻断支配内脏的交感神经通路，达到缓解疼痛的目的。

238. 胰腺癌预后如何?

答: 胰腺癌患者的预后与自身身体素质、诊断时间、治疗方式等有很大的关系。由于胰腺癌恶性程度高、早期症状隐匿、误诊率高、治疗难度大等原因，总体来说胰腺癌预后并不乐观，据统计胰腺癌 5 年生存率仅 10% 左右。早期确诊能大大提高胰腺癌患者的预后，但绝大多数患者确诊时已经是中晚期，所以胰腺癌预后在很大程度上取决于患者是否及时合理治疗及个体差异。随着医疗技术的发展，包括手术、化疗、放疗、靶向治疗、免疫治疗、中药辅助治疗在内的综合治疗措施都能有效提高患者的生存质量、延长生存期、改善预后。

239. 什么是机器人手术?

答: 机器人手术是一种通过使用机器人技术和先进的操作系统来进行外科手术的方法。它结合了人类外科医生的技术和机器人的精准性，旨在提高手术的安全性、准确性和效果。机器人术中的准确解剖及精细操作的优点，不仅可以很好地完成手术,而且逐渐展示出常规开放手术无法比拟的优势（图3-7）。

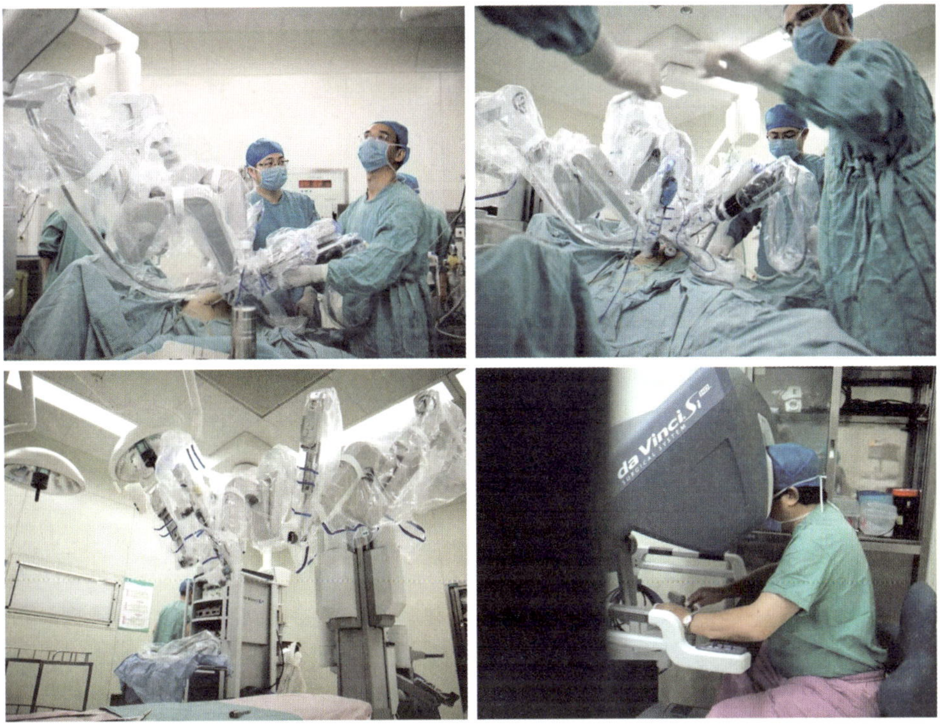

图 3-7 机器人操作系统

机器人手术系统通常由多个组件组成，包括一个机械臂、一个控制台和一台视觉系统。医生通过控制台上的操纵杆和脚踏板来操作机械臂，同时视觉系统提供高清晰度的图像，让医生可以看到手术区域的细节。

机器人手术在许多领域中得到了广泛的应用，包括泌尿外科、心脏外科、胸外科、妇科等。它被用于进行复杂的手术，如前列腺切除术、心脏搭桥手术、胃肠道手术等。机器人手术的发展不断地推动新的技术和应用的出现。

240. 机器人在肝胆胰手术中有什么优势?

答:（1）机器人相比传统腹腔镜手术，其组织结构显示更加清晰和精确，可呈现三维立体高清影像，增加视野角度，为手术操作提供便利。

（2）机器人“手臂”较腹腔镜更为灵活，能以不同角度进行操作，能做出比腹腔镜器械更复杂的动作，充分保证了肝胆胰手术中类似缝合、打结等在腹腔镜下难以完成的动作得以顺利完成，并能快速、准确进行缝合止血，可以更精确、更彻底地完成普通腹腔镜很难完成的淋巴结清扫等精细操作，有效过滤手部颤动，使手术精确度大大增加。

（3）以通信网络为医学信息传递载体，机器人手术时医生可坐在远离手术台的控制台前，通过控制操作杆传达给机械臂，从而完成手术操作，即使千里之外，医生患者无需碰面，也可进行手术操作，其远程操控手术的优势可有效改善医疗资源不均衡、看病难等问题。

（4）机器人操作系统有实时监控系统，保证了手术的安全，杜绝误操作的发生。医生不再像传统手术时，需要长时间一直站在手术台旁，而是坐在控制台前，这样可以减少疲劳，集中精力。

总体而言，机器人手术能够进行更为复杂的精准操作，有效降低人为因素导致的副损伤，稳定而精准，其远程操控的优势也是传统手术无法比拟的。

241. 在肝胆胰疾病中哪些患者适合机器人手术?

答: 机器人在肝胆胰外科领域中的应用拓宽了腹腔镜技术的适应证，在肝 S7、S8 段切除及肝全尾叶切除中均有很好的表现。同时，机器人能够很好地完成血管的切除重建，对于胰腺肿瘤及胆道肿瘤伴有血管侵犯能够有效开展微创化治疗。机器人辅助下手术可适用于：肝癌切除、肝血管瘤切除、胆囊癌根治术、胰头癌扩大根治术、胰体尾癌根治术、先天性胆总管囊肿切除、胆管结石等肝胆胰外科手术。

第四节　胰腺神经内分泌肿瘤

242. 什么是胰腺神经内分泌肿瘤?

答: 胰腺神经内分泌肿瘤源自胰腺神经分泌细胞，包括分化良好的神经内分泌瘤和分化差的神经内分泌癌。根据激素分泌状态和临床表现，可以将其分为功能性和无功能性两种类型。临床无功能性胰腺神经内分泌肿瘤较为多见，占 75% ~ 85%，功能性胰腺神经内分泌肿瘤相对较少。常见功能性胰腺神经内分泌肿瘤有胰岛素瘤和胃泌素瘤,其次为胰高血糖素瘤、生长抑素瘤、血管活性肠肽瘤等（表 3-2）。

表 3-2　功能性胰腺神经内分泌肿瘤分类及临床表现

肿瘤类型	分泌激素	主要症状
胰岛素瘤	胰岛素	低血糖，中枢神经症状
胃泌素瘤	胃泌素	难治性消化道溃疡、上腹部疼痛、腹泻
胰高血糖素瘤	胰高血糖素	游走性坏死性红斑、糖耐量受损
血管活性肠肽瘤	血管活性肠肽	腹泻、低钾血症
生长抑素瘤	生长抑素	高血糖、胆石症、脂肪泻

243. 什么是胰岛素瘤?

答: 胰岛素瘤又称胰岛 B 细胞瘤，是功能性胰腺神经内分泌肿瘤中最常见的一种，以分泌大量胰岛素而引起发作性低血糖综合征为特征。女性略多于男性，高发年龄为 40 ~ 50 岁。约 90% 的胰岛素瘤位于胰腺内，发生在胰头、胰体和胰尾部的约各占 1/3。胰岛素瘤多为良性，大部分为单个肿瘤，但也可多发，通常体积较小。

244. 胰岛素瘤有哪些症状?

答: 低血糖是胰岛素瘤的首发症状，主要表现为低血糖对中枢神经系统的影响和低血糖引起儿茶酚胺过度释放。患者常出现头痛、焦虑、饥饿、健忘、出汗、心慌等，部分患者可出现昏迷或一过性惊厥、癫痫发作。低血糖发作的症状可自行缓解或在摄取葡萄糖后迅速缓解，患者对发作情况不能记忆。如不及时治疗，发作次数会越来越频繁、症状越来越重。需要注意的是，胰岛素瘤临床症状复杂多样，容易误诊，部分患者在出现症状数年后才能确诊。因此，当患者出现不明原因的清晨昏迷、Whipple 三联征（空腹或运动后低血糖症状，发作时血糖≤ 2.2 mmol/L，进食或静脉注射葡萄糖后症状可迅速缓解）时，应首先考虑胰岛素瘤。

245. 胰岛素瘤如何治疗?

答: 确诊胰岛素瘤以后，可通过少食多餐、静脉输注葡萄糖来调节血糖，尽量减少低血糖的发生，根治性治疗方法为手术切除。所有胰岛素瘤，无论大小，均建议手术切除，绝大多数患者可通过手术治愈。手术方式可根据肿瘤所在位置及其与胰管的关系来确定。肿瘤距离主胰管大于 3 mm，可行肿瘤剜除术。如肿瘤位置较深，不适合剜除，可根据肿瘤部位行规则性胰腺切除，如胰十二指肠切除或保留脾脏的胰体尾切除。对于无法彻底切除转移灶的恶性胰岛素瘤或不适宜手术的患者，可采用综合治疗方法，如应用生长抑素制剂、肝动脉栓塞化疗、药物化疗等。

246. 什么是胃泌素瘤?

答: 胃泌素瘤来源于胰岛 G 细胞，是第二常见的胰腺神经内分泌肿瘤，分为散发性和多发性内分泌肿瘤 I 型相关型两类，以前者多见。胃泌素瘤主要表现为胃酸分泌过多产生的一系列症状，如单发性和多发性十二指肠溃疡、胃食管反流和腹泻等。近年来，由于质子泵抑制剂的广泛使用，多发性溃疡已越来越少见，胃泌素瘤的症状越来越不典型，给诊断增加了难度。

247. 胃泌素瘤如何治疗?

答: 胃泌素瘤的治疗包括两方面：

（1）控制胃酸的高分泌状态，常用药物治疗，如 H2 受体阻滞剂和质子泵抑制剂。

（2）手术切除胃泌素瘤。手术治疗的指征是术前影像学检查提示可以进行根治性切除。根据患者具体情况和肿瘤位置等选择肿瘤剜除术、胰头局部切除、胰十二指肠切除术或胰体尾切除术等。由于质子泵抑制剂的疗效显著，现已不推荐常规行胃大部切除术。

第四章　脾脏疾病

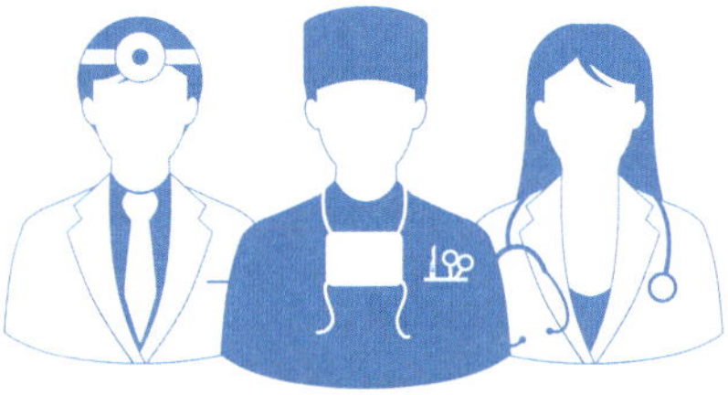

248. 脾脏是人体什么器官?

答: 脾脏是人体的一个器官，相对于心、肝、肺、肾而言，脾似乎一直默默无闻，成了人体中的“小透明”。脾脏位于腹腔的左上方，在胃底与膈之间，第 9 ~ 11 肋的深面，长轴与第 10 肋一致。脾脏呈暗红色，质地软而脆，因此脾脏也是腹腔中最容易受伤的器官之一。脾脏分为膈、脏两面，前、后两端和上、下两缘，上缘前部有 2 ~ 3 个脾切迹，脾肿大时，脾切迹是触诊脾的标志。正常大小的脾脏会完全隐藏在肋骨之下，无法在体表触及。若出现内脏下垂、左侧胸腔积液或积气等导致膈肌下降情况，脾脏也会随之向下位移，此时深吸气可在肋缘下触及脾脏边缘。除以上原因外，深吸气时在肋缘下触及脾脏往往提示脾脏增大至正常两倍以上。

脾是体内最大的淋巴器官，约占全身淋巴组织总量的 25%，因此脾也是一个重要的免疫器官。脾脏外层有结实的包膜，包膜内的实质包括红髓与白髓。红髓主要由脾血窦组成，血窦中血流缓慢，病原体侵入人体后到达脾脏首先进入脾血窦，免疫细胞得以和病原体充分接触，从而更好地触发免疫反应。白髓由人体内执行免疫功能的淋巴细胞构成，当脾内发生免疫应答时，白髓内淋巴细胞数量会大量增多，强化自身的免疫功能。

249. 脾脏有哪些功能?

答: 脾脏是人体最大的淋巴器官，具有滤血、储血、造血和进行免疫应答的功能。

（1）滤血：脾脏是清除衰老红细胞和血小板的重要器官，人体内大约 90% 的循环血液流经脾。脾脏内的巨噬细胞和淋巴细胞拥有较强的吞噬作用，犹如一台“过滤器”，可清除血液中的病原体、衰老死亡的自身血细胞、免疫复合物及其他异物，从而发挥过滤作用，使血液得到净化。但当脾肿大或功能亢进时，红细胞破坏过多，可引起贫血。脾切除后，血液内的异形衰老红细胞会大量增多。

（2）储血：脾脏能够作为“血库”，根据人体的需求调节血液的供应。当人体休息或安静时，脾脏会储存血液；而在运动、失血或缺氧等应激状态下，脾脏会将血液排送到血液循环中，以增加血容量。

（3）造血：胚胎早期的脾有造血功能，成年后，脾内仍有少量造血干细胞，当机体严重缺血或某些病理状态下，脾可以恢复造血功能。

（4）免疫应答：脾脏是机体最大的免疫器官，它具有丰富的淋巴细胞，能够清除血液中的病原微生物。脾脏通过吞噬作用完成机体的非特异性免疫功能，同时也能通过细胞免疫和体液免疫发挥特异性免疫功能。此外，脾脏还能产生免疫球蛋白等免疫物质，增强机体的免疫力。

250. 什么情况下会出现脾肿大？

答：脾肿大（图 4-1）是指脾脏体积增大的一种病理现象，由多种原因引起，如肝炎、肝硬化等引起肝脏疾病和血液系统疾病等。脾肿大可分为轻、中、重三度。深吸气时脾脏下缘不超过肋下 3 cm 为轻度脾肿大。深吸气时脾下缘超过肋下大于 3 cm，但在脐水平线以上为中度脾肿大。深吸气时脾下缘过脐或人体前正中线为高度肿大，即巨脾。

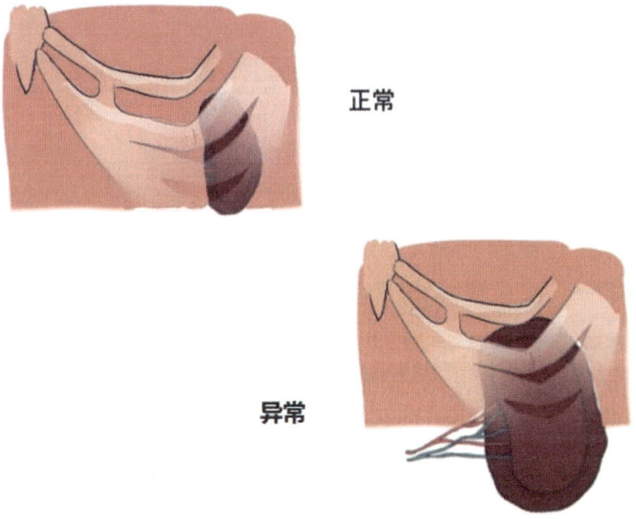

图 4-1　正常脾脏与肿大脾脏对比

（1）感染性脾肿大：各种急性或慢性全身性感染均可引起脾肿大。如病毒性感染、立克次体感染、细菌感染、寄生虫感染等，脾脏可因显著充血与炎细胞弥漫性浸润而增大。

（2）充血性脾肿大：由于脾静脉是门静脉的一个主要分支，当门静脉压力增高时，脾静脉的血液无法进入肝脏从而淤积在脾脏内，脾脏由于淤血、纤维化而增大，可见于肝硬化、慢性右心衰竭、门静脉或脾静脉炎症或血栓形成时。

（3）血液病性脾肿大：白血病、恶性淋巴瘤、恶性网状细胞病、真性红细胞增多症等，由于白细胞或红细胞及其幼稚细胞异常增生和浸润，或淋巴组织恶性增生而致脾肿大。

（4）脾占位：如脾肿瘤、脾囊肿等，较少见。

251. 什么是脾功能亢进?

答: 当脾脏的工作变得过于积极时,就可能出现一种被称为“脾功能亢进”的状况。但是这并不简单地意味着脾脏更加高效，相反，它可能是身体在对你发出警告的信号。脾功能亢进是指由各种不同的疾病引起脾脏肿大和血细胞减少的综合征，临床表现为脾肿大、一种或多种血细胞减少，而骨髓造血细胞明显增生，这与外周血细胞大量破坏，相应系列细胞过度释放有关。导致脾功能亢进的原因很多，可分为原发性和继发性。原发性较为少见，病因尚不明确。继发性脾功能亢进病因常见有以下几类：

（1）血液疾病相关的脾功能亢进：溶血性贫血疾病中红细胞比正常寿命更短，并在体内过早破裂（溶解）。脾脏这个“过滤器”会试图过滤和清除异常的、破损的或老化的红细胞，从而过度活跃。骨髓增生异常综合征以骨髓造血功能失常为特征，骨髓生产的血细胞数量不足、成熟不全或功能异常，脾脏可能会对此作出反应，通过加强其过滤和清除功能来尝试补偿骨髓的缺陷，最终导致脾脏增大。

（2）感染性疾病与脾功能亢进：如传染性单核细胞增多症、亚急性感染性心内膜炎、病毒性肝炎、粟粒型肺结核、血吸虫病等，脾脏作为清除血液中异物的器官，会努力去除受感染的细胞，从而随着工作量的增加而逐渐增大。

（3）自身免疫疾病：例如系统性红斑狼疮（SLE）和风湿性关节炎等自身免疫性疾病，可能导致机体错误地攻击自己的组织，包括血细胞，脾脏在清除这些异常细胞的过程中可能会变大。

此外，还有充血性疾病、脾脏疾病、脂质贮积病及其他一些因素都有可能导致脾功能亢进。

252. 为什么外伤时容易伤及脾脏?

答: 脾脏是腹腔脏器中最容易受损的器官之一。脾损伤的发生率在腹部创伤中可高达 40% ~ 50%，有慢性病变（如血吸虫病、疟疾、淋巴瘤等）的脾更容易破裂。脾脏容易出现破裂的原因主要有两方面：一方面是由于脾脏位于人体的左上腹，表面没有其他器官，同时脾脏的覆盖范围比较大，在受到外伤的时候，很容易直接伤及脾脏。另一方面脾脏本身质地软脆，就像豆腐一样，受到外界的压力很容易出现破裂的情况。

因此，生活中要尽量避免受伤，如果撞到了腹部，尤其是左上腹时，要注意观察腹部症状，及时到医院就诊，明确脾脏是否有破裂情况。

253. 脾破裂有什么表现?

答: 脾脏血运丰富，组织脆弱，容易遭受外伤，尤其在腹部闭合性伤中，脾破裂居于首位。根据脾破裂的原因可分为开放性损伤和闭合性损伤。开放性损伤多由刀刃、枪弹等锐器所致；闭合性损伤则多由高空坠落、挤压、碰撞等所致。按照脾脏破裂的部位可分为 3 类：

（1）中央型破裂：破裂处位于脾实质深部。

（2）被膜下破裂：破裂处在脾实质周围，被膜完整。

（3）真性破裂：破裂累及被膜，可导致腹腔内积血。临床上 85% 的脾破裂为真性破裂（图 4-2）。

脾脏破裂的症状以腹痛、同侧肩部牵涉痛和休克症状为主，其表现常与

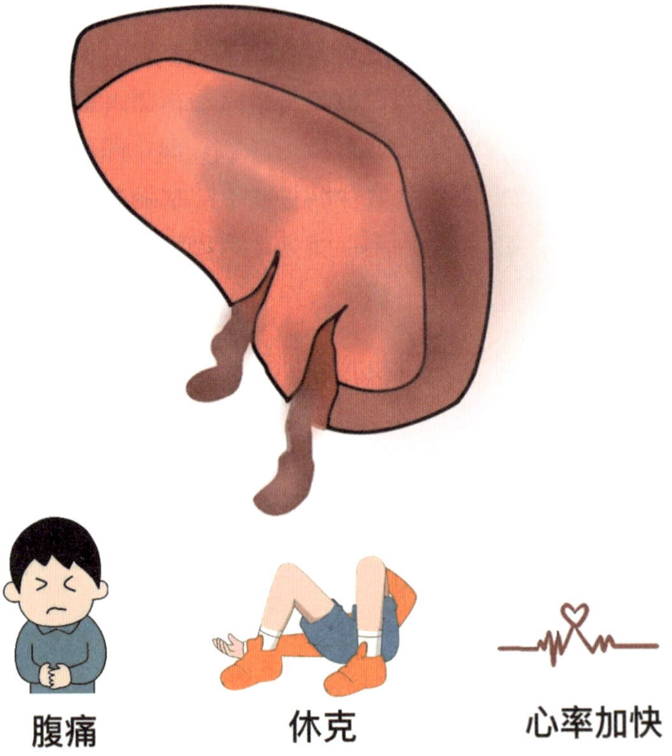

图 4-2　脾破裂示意图

出血量和出血速度密切相关。出血量大且血流速度快者，很快就会出现低血容量性休克，表现为肤色苍白、全身出汗、脉搏细速、四肢冰凉、神志淡漠、意识障碍等，伤情危急。中央型破裂和被膜下破裂因被膜完整，出血量会受到限制，除左上腹轻度疼痛外无其他明显症状，不易被发现，可形成血肿而被吸收。有些血肿在某些微弱的外力作用下，可突然转变为真性破裂，引起大出血，常发生在腹部外伤后的 1 ~ 2 周，称迟发性脾破裂。

254. 脾破裂如何治疗?

答: 脾破裂的处理原则是“抢救生命第一，保脾第二”。脾脏对人体的免疫功能有着不可小觑的作用，因此要尽可能地保留脾或脾组织。脾破裂可采取非手术治疗或手术治疗。脾破裂比较局限，没有合并其他腹腔脏器损伤，伤后血压、脉搏、腹部体征等比较稳定的患者可在严密监测下采取非手术治疗，禁食，绝对卧床休息至少 1 周，进行输血补液，应用止血药物和抗菌药物等。手术治疗适用于观察过程中发现继续出血，或发现有其他脏器损伤的情况。如果损伤轻，可保留脾脏，根据伤情采用不同的处理方法，如生物胶黏合止血、物理凝固止血、单纯缝合修补，脾动脉结扎及部分脾切除等。如损伤严重，缝合修补不能有效止血或有大量坏死组织，或伴有其他器官组织受伤，伤情严重，需迅速施行全脾切除术。

255. 哪些疾病需要行脾切除?

答: 脾切除手术主要应用于以下疾病：

（1）外伤性脾破裂。

（2）门静脉高压症脾功能亢进：门静脉高压时脾脏因淤血而导致脾大，脾功能亢进，处于紊乱状态的脾脏会推进疾病的进展。脾切除是治疗脾功能亢进最有效的方法，而且能够降低门静脉压力，延缓疾病进展。

（3）脾占位性病变：包括游走脾（又称异位脾）、脾囊肿、脾肿瘤、脾脓肿等。

（4）血液系统疾病：部分血液疾病如遗传性红细胞增多症、白血病、溶血性贫血，再生障碍性贫血等导致的脾功能亢进，在进行原发病治疗的同时，需行脾切除，以避免疾病进一步加重。

另外，胃体部癌、胃底贲门癌、胰体尾部癌、结肠脾曲部癌等行根治切除术时，无论是否出现脾转移，为清除脾动脉周围或脾门部淋巴结，均应行脾切除术，以免残留癌细胞组织，致使病情后期复发加重。

256. 脾切除术后有哪些并发症?

答:（1）脾热：较为常见的并发症有脾切除术后发热，又称脾热。脾热持续时间长，一般为 2 ~ 3 周，体温在 38℃ ~ 40℃之间。对这些患者要排除全身性感染及局部感染，如切口感染、膈下感染、肺部感染等常见术后并发症。

脾热患者及时予以物理或药物降温及补充水分和电解质，一般可自愈。

（2）出血：出血也是脾切除术后较为常见的并发症，一般发生于术后早期,因此脾切除术后患者下床活动时机需根据恢复情况来确定。一旦发生出血，常需再次行手术止血。

（3）胰瘘：胰尾与脾门关系密切，在切除脾脏的时候若损伤到胰尾，可能会造成术后胰瘘。

（4）血栓：并不常见，可能与脾切除术后血小板骤升有关，需密切观察血小板数量，可在术后早期应用抗凝剂预防治疗。

（5）脾切除术后凶险性感染（OPSI）：脾切除后机体免疫功能削弱和抗感染能力下降，尤其是婴幼儿。OPSI 发病突然，来势凶猛，骤起寒战高热、头痛、恶心、呕吐、腹泻，乃至昏迷、休克，常并发弥散性血管内凝血等。

脾脏不是唯一的免疫器官，术后通过一段时间的调整，它的部分免疫功能会被其他免疫器官替代，机体免疫能得到一定程度的恢复。

第五章　健康教育

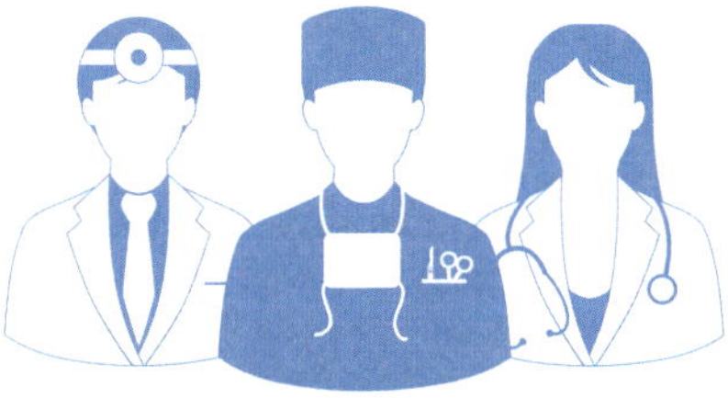

第一节 饮食

257. 黄曲霉素与肝癌有关吗?

答: 黄曲霉素是由黄霉菌产生的真菌霉素，是目前发现的最强的化学致癌物之一。研究表明，长期食用含有黄曲霉素的食品可能增加患肝癌的风险。黄曲霉素可导致细胞 DNA 损伤，并通过干扰细胞周期、抑制 DNA 修复和诱导细胞凋亡等机制促进肝癌的发展。此外，黄曲霉素还可诱发骨癌、肾癌、直肠癌、乳腺癌、卵巢癌等（图 5-1）。

黄曲霉素主要存在于发霉的谷物、坚果、食用油和豆制品等食品中。为

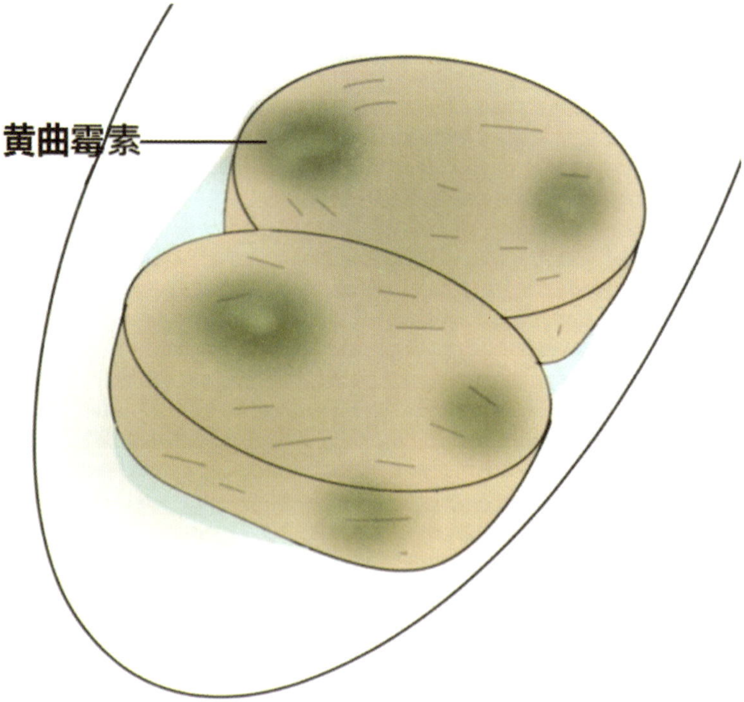

图 5-1　黄曲霉素

了防止产生黄曲霉素,应当做到不大量囤积食品,不使用塑料袋长期储存食品。食品存放处必须保持低温、通风、干燥,避免阳光直射。同时要避免食用霉变、过期的食品。烹饪时可改用茶油、橄榄油等不易产生黄曲霉素的植物油。

尽管黄曲霉素与肝癌之间存在着一定的关联性，但并非所有人都会因摄入黄曲霉素而患肝癌。这取决于个体暴露水平、遗传因素、生活方式及其他健康因素等。

258. 肝脓肿患者饮食需要注意什么?

答: 肝脓肿是因为致病微生物侵入肝脏，导致肝脏局部组织炎症、坏死、液化，脓液积聚而形成化脓性感染。由于肝脓肿是一种消耗性疾病，感染严重时会引起消瘦、营养不良。因此，在肝脓肿发热期间应注意营养均衡，多食高蛋白、高热量、富含维生素易消化饮食来满足患者的营养需求；同时多饮水，每天饮水至少 2000 ml，以保证足够的液体摄入量；忌饮酒，以免加重肝脏负担；对于进食较差、营养不良的患者，可适当地提供肠外或肠内营养支持。

肝脓肿恢复期患者应以清淡、低脂、富含膳食纤维的易消化饮食为主，忌食辛辣刺激食物。此外，血糖过高也是诱发肝脓肿的高危因素之一，因此，肝脓肿合并糖尿病的患者出院后应注意低糖饮食，严格控制血糖，避免复发。

259. 肝硬化患者饮食需要注意什么?

答: 肝硬化是由于不同的疾病因素长期作用于肝脏而导致的一种慢性、进行性、弥漫性的肝病终末阶段。肝硬化根据疾病发展情况可分为代偿期肝硬化和失代偿期肝硬化。不同阶段的肝硬化其饮食要求也不一样。

肝硬化代偿期：无论何种原因导致的肝硬化，都应限制饮酒，以免进一步导致肝损伤。多食用含优质的蛋白质、脂肪、维生素及微量元素等的食物，如鸡鸭鱼肉及新鲜的蔬菜水果等；此外，应以低钠饮食为主，因为过量的钠会引起液体潴留，导致腹水及下肢水肿症状。日常生活中不可随意服用药物，因为肝脏是药物代谢的主要器官，稍有不慎，极易出现药物性肝损伤。

肝硬化失代偿期：也就是肝硬化晚期，若出现门静脉高压时，可导致食管胃底静脉曲张，因此饮食宜细软，进餐时细嚼慢咽，切勿混进糠皮、鱼刺、甲壳等坚硬粗糙的食物；肝硬化患者伴有腹水时，应限制钠盐和水的摄入，忌高钠食物，比如酱油、咸罐头、腌菜等，钠盐摄入量 500 ~ 800 mg/ 天，进水量 1000 ml/ 天以内，防止水钠潴留；而出现肝性脑病的患者则需要以低脂低盐的流质或半流质食物为主，不可食用肉、蛋等高蛋白食品，否则会引起氨中毒，加重肝性脑病症状。

同时，肝硬化有进展为肝癌的风险，因此，肝硬化患者应避免食用被黄曲霉素污染的食物，减少致癌物质对肝脏的刺激，避免肝硬化进一步发展成为肝癌。

260. 不吃早餐为什么容易患胆囊结石?

答: 不吃早餐会增加罹患胆囊结石的风险，主要与以下因素有关：

（1）胆汁浓缩：不吃早餐会使人长时间处于空腹状态，胆汁则由于长时间滞留在胆囊内而变得浓缩，浓缩的胆汁更容易形成胆囊结石。

（2）影响胆囊的收缩：早餐摄入后，胃肠道会释放胆囊收缩素，刺激胆囊收缩并排空胆汁。如果不吃早餐，胆囊没有足够的刺激来收缩，导致胆汁滞留在其中，增加结石形成的风险。

（3）可能导致胰岛素抵抗：长期不吃早餐可能导致胰岛素抵抗，进而影响胆囊的功能，增加结石形成的风险。

因此，按时进餐，保持规律健康的饮食习惯对于预防胆囊结石至关重要。

261. 胆囊结石患者饮食需要注意什么?

答: 胆囊结石是一种常见的胆囊疾病，大部分胆囊结石为胆固醇结石，与高脂、高糖饮食有一定关系，因此患者在饮食方面需要注意：

（1）低脂饮食：长期高脂饮食可引起血脂升高、胆汁中的胆固醇增加，胆囊排空延缓，久而久之胆固醇呈过饱和状态，析出形成胆囊结石。高脂饮食还会刺激胆囊收缩，增加胆囊排石的风险，因此应避免食用煎、炸、烧烤类等油腻食物。

（2）忌食辛辣、刺激性食物，如辣椒、咖啡、浓茶等。

（3）规律饮食：按时进餐，尤其是早餐，避免暴饮暴食，晚餐勿过饱。

（4）避免饮酒：饮酒会刺激胆囊收缩，影响胆汁排泄，因此应避免饮酒或限制饮酒。

262. 胆囊切除术后饮食需要注意什么？

答：胆囊切除术后的饮食需要注意低脂、高纤维、少量多餐、避免刺激性食物和饮酒等原则，合理的饮食能促进康复、预防并发症，提高患者的生活质量。

（1）低脂饮食：胆囊切除后，短期内人体消化脂肪的能力会相应下降，因此需遵循低脂饮食原则。建议选择清淡、不油腻的食物，避免摄入过多的脂肪及油炸食品等。

（2）高纤维饮食：饮食中应增加高纤维食物的摄入，如水果、蔬菜、全谷类等。高纤维食物有助于促进肠道蠕动，预防便秘和胃肠道问题。

（3）避免刺激性食物：避免摄入刺激性食物，如辣椒、咖啡、浓茶等，以减少对胃肠道的刺激，减少不适。

（4）少量多餐：避免大量进食或过度饥饿，建议采用少量多餐的方式进食，每次食量不宜过多，避免一次性摄入过多食物，以减轻消化系统的负担。

（5）避免饮酒：饮酒可能加重肝脏的负担，影响胆汁的分泌和循环。

在制定饮食计划时，可以咨询医疗专家或营养师的建议，根据个人情况制定适合自己的饮食方案。

263. 胆管结石与饮食有关吗？

答：胆管结石是胆道系统的一种常见疾病，与饮食有一定联系，但并非直接的因果关系。饮食对胆管结石的影响主要表现在以下几个方面：

（1）高胆固醇饮食：胆固醇是胆汁中的重要成分，饮食中摄入过多的胆固醇会使胆汁中的胆固醇浓度升高，容易形成结石。

（2）低纤维饮食：饮食中缺乏纤维可能增加胆汁淤积的风险，增加结石形成的可能性。

（3）高糖饮食：有研究表明，高糖饮食可能增加胆道结石的风险，但具体机制尚不清楚。

（4）饮食习惯:饮食习惯也与胆管结石有一定关系。例如,长期摄入油腻、辛辣、刺激性食物，或者长期过度饮酒，可能增加胆汁淤积、胆固醇结晶和结石形成的风险。

饮食因素虽然在一定程度上与胆管结石的形成有关，但需要注意的是，除饮食因素外，遗传因素、生活习惯、胆道解剖结构异常等因素也会影响胆管结石的形成。因此，预防胆管结石需要综合考虑多方面因素，保持健康的生活方式和饮食习惯。如果患有胆道结石或存在相关症状，应及时就医并遵循医嘱进行治疗。

264. 急性胰腺炎与饮食有关吗?

答：急性胰腺炎是一种常见的急腹症，通常是由于胰腺的消化酶异常激活,以胰腺局部炎性反应为主要特征、可导致多个器官功能障碍的炎症性反应。饮食在急性胰腺炎的发生和发展过程中有着重要影响，具体如下：

（1）暴饮暴食：暴饮暴食虽不是引起急性胰腺炎的直接原因，但却是其重要的诱因。主要是由于暴饮暴食导致胰腺分泌大量胰液，而大量食物进入十二指肠腔引起十二指肠乳头水肿及胆胰壶腹括约肌痉挛，致使胰液排出不畅，胰管内压力升高，从而产生急性胰腺炎的症状。

（2）高脂饮食：高脂肪食物尤其是富含饱和脂肪和反式脂肪的食物，可以促进胰腺分泌更多的消化酶,增加胰腺负担,从而增加患急性胰腺炎的风险。

（3）酗酒：过量饮酒是急性胰腺炎的主要危险因素之一。酒精可直接刺激胰腺，导致其分泌更多的消化酶，加重胰腺损伤，促进炎症的发展。

（4）高糖饮食：高糖饮食可能导致胰岛素抵抗和胰岛素分泌增加，进而增加胰腺负担、影响胰腺的健康状态。

（5）高蛋白饮食：某些研究表明，高蛋白饮食可能增加罹患急性胰腺炎的风险，尤其是在饮食中摄入大量动物蛋白的情况下。蛋白质的消化需要胰蛋白酶等消化酶的参与，因此过量的蛋白质摄入可能增加胰腺负担。

另外，对于胰腺炎已治愈出院的患者，并不意味着可以在饮食方面随心所欲。酒精性胰腺炎患者，首先要禁酒;暴饮暴食导致胰腺炎者，应管住嘴巴，以免重蹈覆辙;高脂血症引起的胰腺炎患者，应长期服用降脂药，并选择低脂、清淡饮食。

265. 饮酒会导致急性胰腺炎吗?

答：过量饮酒是急性胰腺炎的致病因素之一，其诱发急性胰腺炎的原因主要有以下几点：

（1）乙醇可直接损伤胰腺组织，诱发胰腺炎。

（2）乙醇刺激胰液分泌，使胰管内压力升高，可导致细小胰管破裂，胰液进入胰腺组织间隙，胰蛋白酶原异常激活，对胰腺组织产生消化作用。

（3）乙醇可引起十二指肠乳头水肿和 Oddi 括约肌痉挛，造成胰管内压力增高，致胰管破裂。

（4）乙醇可导致胰腺血管收缩，降低胰腺的血液灌注量，从而使胰腺组织缺氧，加重胰腺损伤。

（5）与其他危险因素的交互作用：饮酒与其他危险因素（如高脂饮食、肥胖等）的共同作用会增加发生急性胰腺炎的风险。

过量饮酒是引发胰腺炎的重要因素，因此，对于有饮酒习惯的人，饮酒需适量。酒后一旦出现胰腺炎的症状，应立即就医，及时接受治疗。

266. 得了急性胰腺炎什么时候能吃东西?

答：急性胰腺炎患者需严格控制饮食，在急性期需要禁食禁饮以减轻胰腺的负担，使胰腺得到充分的休息，待病情稳定后方可逐步恢复饮食。具体的饮食恢复时间因人而异，需根据疾病的严重程度等多方面因素来确定。

（1）禁食期：在急性期，需要禁食一段时间，以减少胰液分泌、减轻胰腺负担。禁食期间通过静脉输液来补充人体所需的水分、电解质等营养物质。重症患者可置入肠内营养管，通过肠内营养来确保患者的营养需求。

（2）逐步恢复饮食：症状缓解后，可逐步恢复饮食。初始时从清淡、易消化的流质饮食开始，根据需要逐渐增加饮食量和类型，但应注意尽量选择低脂、低蛋白、低纤维的食物，如米粥、面条、清淡的蔬菜汤等。

（3）依据病情调整饮食：饮食的类型和量需要根据病情和病史不断调整。部分患者可能需要长时间的禁食期和更温和的饮食恢复计划，特别是对于病情严重或已有慢性胰腺疾病的患者。

（4）遵循医生建议：饮食恢复的过程应在医生的指导下进行。医生会根据患者的具体情况和疾病严重程度制订适合的饮食计划，并根据病情的变化进行调整。

急性胰腺炎患者在饮食恢复过程中应谨慎而行，循序渐进。饮食恢复的时间和方式因个体差异和病情而有所不同，因此患者应严格遵循医生的指导，促进疾病恢复。

267. 慢性胰腺炎患者饮食需要注意什么?

答：慢性胰腺炎是由多种原因所致胰腺实质和胰管的不可逆慢性炎症损害，长期大量饮酒和吸烟是慢性胰腺炎最常见的危险因素。慢性胰腺炎患者饮食应注意以下几个方面：

（1）低脂饮食：应避免摄入高脂食物，因为高脂饮食会刺激胰腺分泌消化酶，增加胰腺负担，加重炎症和疼痛。建议选择低脂食物，如瘦肉、禽肉、鱼类、低脂奶制品、豆类、蔬菜和水果等。

（2）限制酒精摄入：应避免饮酒。

（3）均衡饮食：应保持饮食均衡，摄入足够的营养物质，包括蛋白质、碳水化合物、脂肪、维生素和矿物质。建议选择高蛋白、高维生素、高纤维、低糖、低盐的食物，以维持身体的营养平衡。

（4）小餐频餐：可以采用小餐、频餐的方式，避免大量食物一次性摄入，以减轻胰腺负担。建议将每天的食物分成 5 ~ 6 餐，每餐食量适中，有助于减轻消化系统的负担。

（5）避免刺激性食物：某些刺激性食物可能加重慢性胰腺炎的症状，如辛辣食物、油炸食品、咖啡因和碳酸饮料等。应避免或限制摄入这些食物，以减轻症状。

（6）补充酶制剂：慢性胰腺炎患者可能由于胰腺功能减退而导致消化不良，需补充外源性胰酶制剂来辅助消化。在饮食中应根据医生建议合理使用胰酶制剂。

（7）保持水分摄入：应保持充足的水分摄入，有助于稀释胃肠道内的消化液，减轻消化系统的负担，缓解症状。

慢性胰腺炎患者在制定饮食计划时，可咨询医生或营养师的建议，以制定适合自己的饮食方案。

268. 胰腺癌与饮食有关吗?

答：胰腺癌是一种恶性程度较高的肿瘤，与其他癌症一样，胰腺癌的发生是多种因素综合作用的结果，其中饮食因素也在一定程度上与胰腺癌有关：

（1）长期吸烟：烟雾中的亚硝胺有致癌作用。

（2）高脂饮食：研究表明，长期摄入高脂饮食可能与胰腺癌的发生有一定关联。高脂饮食可能导致肥胖和胰岛素抵抗，进而增加患胰腺癌的风险。

（3）高糖饮食：长期摄入高糖饮食导致胰岛素抵抗和胰岛素分泌增加，这可能促进胰腺癌的发展。

（4）过量饮酒：乙醇会直接损伤胰腺组织，可能增加患癌风险。

虽然饮食因素与胰腺癌的发生有一定关联，但导致胰腺癌发生的因素非常复杂，受遗传、环境、生活方式等多种因素的影响。

269. 酗酒会引起胰腺癌吗?

答: 酗酒是指长期无节制地大量饮酒，可能导致胰腺癌发病危险性升高。乙醇可直接损伤胰腺组织，导致胰腺损伤和炎症，增加胰腺癌的发生风险。酗酒也是急性胰腺炎和慢性胰腺炎的病因之一，少数患者可在胰腺慢性炎症的基础上发生癌变。此外酗酒与其他危险因素如肥胖、糖尿病等共同存在，可能增加胰腺癌的发生风险。

270. 肝胆胰脾手术后什么时候可以开始进食?

答: 手术后患者开始进食的时间主要取决于麻醉方式、手术部位、手术目的及患者的个体情况等。肝胆胰脾的手术通常需要较长的禁食期,具体如下:

（1）肝脏手术:通常在术后 24 ~ 48 小时,患者无恶心、呕吐、腹胀等不适,即可进食易消化的流质食物，而后逐渐过渡到半流质，再到高热量、高蛋白、低脂饮食。

（2）胆道手术：

①胆囊切除术后 6 小时即可少量饮水，术后 1 日可进食流质或半流质食物，术后 2 ~ 3 日可基本恢复正常饮食。

②胆管术后 2 ~ 3 日可根据患者有无不适开始进食流质，逐步过渡到半流质、低脂饮食。

③胆管肿瘤术后一般要 3 ~ 5 日方可进食，主要是根据患者肠鸣音及肛门排气排便等情况，决定进食时间。

（3）胰腺手术：胰腺术后的进食时间根据患者有无胃肠吻合口而不同。无胃肠吻合口的患者术后第 1 日即可进食少量水，第 2 日进食水及清淡流质，第 3 日进食流质或半流质；而有胃肠吻合口的患者进食时间则比前者延迟 1 ~ 2 日。

（4）脾脏手术：一般在术后 1 ~ 2 日，即可进食易消化的流质食物，而后逐渐过渡到正常饮食。需要注意的是，伴有食管胃底静脉曲张的患者，应避免刺激辛辣质硬的食物，以免诱发消化道出血。

肝胆胰脾手术后的饮食恢复时间应根据手术类型、创伤程度、个体差异来调整，需要遵从医嘱，并采取循序渐进式进食、少量多餐，以确保安全。《中国加速康复外科临床实践指南（2021）》指出，择期腹部手术后早期恢复经口进食、饮水可促进肠道功能恢复，有助于维护肠黏膜屏障，防止菌群失调和移位，从而降低术后感染发生率及缩短术后住院时间。

271. 手术后如何补充营养?

答: 手术后的营养补充是非常重要的，全面均衡的营养有助于增强免疫力、促进伤口愈合、加速康复、减少并发症的发生。

（1）肝脏术后:应多吃高热量、优质蛋白质、富含维生素和纤维素的食物，并注意少量多餐。瘦肉、鱼类、鸡蛋、乳制品等高蛋白食物可以有效地补充蛋白质，促进伤口愈合；新鲜水果、蔬菜、全谷物、坚果等都是良好的维生素和矿物质来源，为机体恢复提供有利条件。患者若有腹水、水肿，应控制水和钠盐的摄入量。肝硬化患者应避免吃生冷、刺激性的食物或是坚硬的食品，因为其往往有食道胃底静脉曲张，坚硬的食物可能导致消化道出血，从而危及生命。

（2）胆道术后：应限制高脂肪、高胆固醇食物的摄取，以高蛋白、富含维生素的食物为主。胆囊切除术后出现腹泻的患者应减少粗纤维食物、以清淡的稀粥、米汤为主，禁忌油腻食物，待胃肠道功能逐渐恢复以后，再逐步添加，也可适当地补充益生菌，这样有助于恢复肠道菌群平衡。忌食辛辣、油炸、易产气及浓茶、咖啡、酒等刺激性食物，因为这些食物均可使胃酸分泌过多，胆囊收缩造成胆囊口括约肌痉挛，胆汁排出困难并诱发胆绞痛。

（3）胰腺术后：胰腺术后患者的饮食应以循序渐进、少食多餐、营养均衡为原则，以高蛋白、多种维生素、易消化的食物为主。胰腺癌术后患者需要避免高脂食物，以免刺激胰腺分泌大量胰液，增加身体负担。

（4）脾脏术后：脾脏术后需要多吃易消化的食物，如瘦肉、鸡蛋、鱼肉、豆腐、米粥等，避免生冷食物引起脾胃功能紊乱，影响消化吸收。脾脏术后可能会引起血小板异常升高，可以多喝水，并及时使用抗血小板的药物，避免血栓的形成。此外，要注意原发疾病相关饮食的因素，如原发疾病是肝硬化，则针对肝硬化进行饮食的调控；如果有肝性脑病的征象，要限制蛋白的摄入；如果有腹水，应限制钠和水的摄入；如果有门脉高压、食管胃底静脉曲张，则限制过热过硬的食物。同时，脾切除后患者的免疫力下降，容易感染疾病，需要注意饮食卫生，避免食用腐败变质的食物。

第二节　活动

272. 手术前为什么要进行呼吸功能锻炼?

答: 手术前进行呼吸功能锻炼是为了提高术前患者的肺功能、增加肺活量和气道通畅度，并促进术后康复。以下是手术前需进行呼吸功能锻炼的具体原因：

（1）预防术后肺部并发症：手术后肺部并发症是术后常见的并发症之一，包括肺不张、肺部感染等。通过术前呼吸功能锻炼，可以增强肺部功能，提高肺活量和通气效率，减少肺部并发症的发生率，促进早期康复。

（2）提高手术耐受性：术前进行呼吸功能锻炼可以提高患者的身体耐受性，使患者更具备手术的条件，减少手术风险。

（3）缩短术后住院时间：通过术前呼吸功能锻炼，可以提高患者的术后康复水平，减少术后并发症的发生，缩短住院时间，降低医疗费用。

（4）增强患者信心：通过术前呼吸功能锻炼，患者可以提前了解术后康复的重要性和方法，增强自我管理能力和信心，积极配合医护人员进行术后康复。

273. 如何进行呼吸功能锻炼?

答:（1）深呼吸练习：深呼吸是呼吸功能锻炼的基础，可以增加肺部的通气量和气道通畅度。患者可以坐在舒适的位置上，深吸气，尽量将气体吸入肺部，然后缓慢而完全地呼出。重复这个过程数次，逐渐增加深呼吸的次数和时间。

（2）肺活量训练：肺活量训练是呼吸功能锻炼的重要组成部分，可以增加肺部的弹性和容量。患者可以通过吹气球、使用呼吸训练器等方式进行肺活量训练。吹气球时,患者应尽量吸入更多的空气,然后用力将气体吹入气球,尽可能将气球吹满。

（3）腹式呼吸练习：腹式呼吸是一种通过腹部肌肉控制呼吸的技巧，可以增加肺部的通气量和肺活量。患者可以坐在舒适的位置上，用鼻子吸气，使腹部向外凸出，然后用口吹气，使腹部向内收缩。重复这个过程数次，逐渐增加腹式呼吸的次数和时间。

（4）呼吸肌力训练：呼吸肌力训练是通过特定的呼吸肌力锻炼器材进行的，可以增强呼吸肌力，提高呼吸效率。患者可以使用专门设计的呼吸肌力锻炼器材，按照医生或专业指导进行呼吸肌力训练。

（5）持续运动：持续运动是一种通过长时间、中低强度的有氧运动来增强肺部功能和提高气道通畅度的锻炼方法。患者可以选择适合自己的有氧运动，如散步、慢跑、游泳等，每周进行 3 ~ 5 次，每次持续 30 分钟以上。

274. 手术后如何在病床上进行活动?

答: 手术后在病床上进行适当的活动对于促进术后康复、预防并发症、提高身体功能至关重要。手术后在病床上进行活动的方法有：

（1）早期下床：根据医生的指导，术后早期下床是非常重要的。这有助于预防深静脉血栓形成、促进循环系统功能恢复、提高肺部通气量。患者可以在医生或护理人员的指导下,缓慢地从床上坐起来,然后在床边站立一会儿,逐渐增加站立时间。

（2）活动四肢：术后在床上进行四肢活动可以帮助预防肌肉萎缩和关节僵硬。患者可以进行踝关节、膝关节、手腕和肩部的活动，包括踢腿、屈伸、旋转等动作。

（3）深呼吸练习：在床上进行深呼吸练习可以帮助预防术后肺部并发症、增加肺活量和气道通畅度。患者可以坐在床边或躺在床上，进行深吸气和缓慢而完全地呼气。

（4）进行被动活动：对于术后可能无法自行活动的患者，可以通过被动活动来帮助肌肉活动和关节活动。可以在护理人员或者家属的协助下进行被动活动。

（5）床上翻身：术后长时间卧床容易导致压力性损伤和肌肉萎缩，因此需要定期在床上进行翻身。患者可以在护理人员或家属的帮助下，每隔 2 ~ 3 小时进行一次翻身，以减少身体局部的压力。

（6）坐位练习：患者无法立即起床时，可以在床上进行坐位练习。利用枕头或家属的协助，调整身体姿势，逐渐习惯于坐姿。

275. 手术后什么时候可以下床?

答: 手术后的下床时间因手术类型、术后恢复情况，个人身体状况等因素而异。一般而言，医护人员会根据患者的具体情况来制定合适的下床计划。以下是关于手术后下床的一般指导：

（1）术后恢复时间：下床时间通常取决于手术的类型和术后恢复时间。小型手术术后数小时即可下床活动，而大型手术可能需要数天或更长时间的卧床休息和恢复才能下床。

（2）手术类型：不同类型的手术对下床的时间要求不同。例如，较小的手术如腹腔镜胆囊切除术术后即可下床活动，而较大的腹部手术如肝大部分切除、胰十二指肠切除等需要长时间的卧床休息。

（3）术后身体状况：可以根据患者术后身体的具体情况来决定何时下床。一般如果没有出现并发症，且生理指标稳定，可以考虑适当下床活动。

（4）医护人员建议：医护人员会根据术后患者的具体情况和手术类型制订下床计划，并提供相应的建议。患者可根据医护人员的建议和指导来安排下床活动。

276. 手术后下床活动时需要注意些什么?

答:（1）下床活动前，患者应遵循医护人员的指导和建议。

（2）逐步增加活动强度，避免突然剧烈活动造成伤害或不适。患者可以从简单的坐起、站立活动开始，逐渐增加活动时间和范围。

（3）下床活动时，患者应注意避免过度疲劳，适时休息。如果感到疲劳或不适，应及时停止活动，并向医护人员报告。

（4）注意保护术后伤口，避免碰撞或摩擦。

（5）注意防止跌倒，可以通过使用助行器、手杖、防滑鞋或护理人员的协助来提供支持和保护，确保下床活动的安全性。

（6）观察自己的身体反应，如出现异常情况，应及时向医护人员报告。

277. 手术后带管活动有哪些注意事项?

答:（1）保持通畅：确保管道通畅是带管活动的关键。患者应避免管道受压或拉扯，防止管道堵塞或脱落。定期检查管道是否有异物堵塞，确保引流管的通畅。

（2）管道固定：管道应予以适当地固定，以防止脱落或移位，患者不应随意更换或调整固定装置。

（3）保持干燥：患者进行擦浴时，应特别注意避免水流直接接触到管道。禁淋浴、泡澡，以防止感染。

（4）密切观察：密切观察管道周围皮肤是否有红、肿、热、痛、渗液等感染迹象。如果发现异常情况，应及时向医护人员报告并处理。

278. 手术后多久可以洗澡?

答: 手术后多久可以洗澡因手术类型、术后恢复情况、医嘱等因素而定。

（1）手术类型：不同类型的手术对于洗澡的时间要求不同。小型手术患者术后即可简单的洗澡，大型的腹部手术或开放性手术患者需要更长时间地休息和恢复，待伤口完全愈合后才能洗澡。

（3）术后恢复情况：患者的术后恢复情况也会影响洗澡的时间。如果患者术后身体状况良好，无并发症，可以考虑洗澡。但如果术后出现并发症或身体状况不稳定，需要等待身体状况稳定后才能洗澡。

279. 出院后如何进行日常锻炼?

答:（1）患者应遵循医护人员的建议和指导来进行日常锻炼。

（2）应逐步增加日常活动量，避免过度疲劳和损伤。可以从简单的步行、站立、坐起等活动开始，逐渐增加活动的时间和强度。

（3）根据自己的兴趣和身体状况选择合适的锻炼方式。可以选择散步、慢跑、游泳、骑自行车、瑜伽等有氧运动等。

（4）选择安全的锻炼环境，避免在交通繁忙或危险的地方进行活动。在进行有氧运动或力量训练时，应注意使用正确的姿势和装备，避免受伤。

（5）保持定期锻炼的习惯，每周进行 3 ～ 5 次锻炼，每次持续 30 分钟以上。

（6）注意适时休息和调整，如果感到疲劳或不适，应停止活动并休息，等待身体恢复后再继续锻炼。

第三节 管道护理

280. 什么是 T 管?

答: T 管是胆道探查、胆总管切开取石、胰十二指肠切除等手术后放置的一种闭合式 T 字型橡胶引流管，它因其形状而得名，一端通向肝管，一端通向十二指肠，由腹壁戳口穿出体外（图 5-2）。

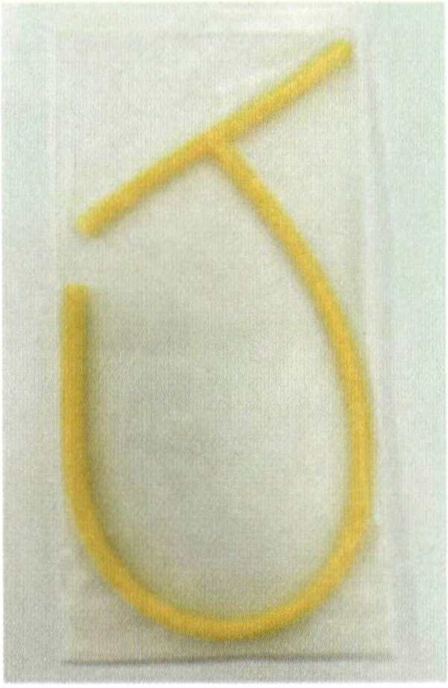

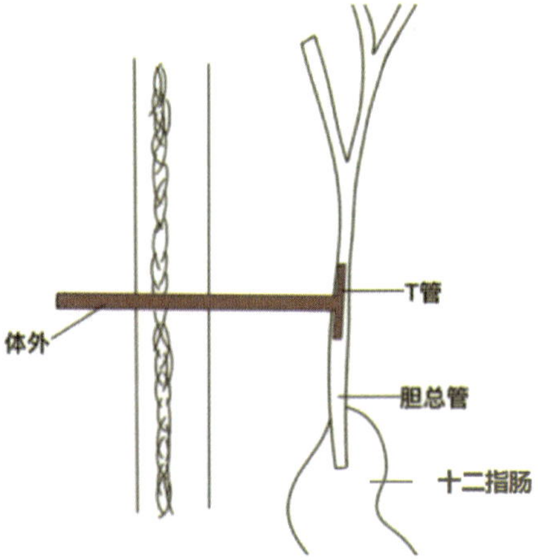

图 5-2 T 管及 T 管引流示意图

281. T 管有什么作用?

答:（1）引流胆汁：可减轻胆总管切开后引起的胆道水肿，降低胆总管内压力，减少胆汁渗漏的发生。

（2）引流残余结石：将胆管及胆囊内残余结石，尤其是泥沙样结石排出体外。

（3）支撑胆道：避免管腔变小、狭窄、粘连。

（4）预留通道：可经过 T 管取石、造影。

282. 出院后 T 管如何护理?

答:（1）妥善固定引流管，尽量穿宽松柔软的衣服，以防引流管受压、扭曲、折叠或脱出，定时挤捏引流管，保持引流通畅。

（2）引流袋位置应低于伤口平面，避免引流袋内胆汁回流导致胆道逆行感染。沐浴时采用淋浴，用塑料薄膜覆盖置管处，以防增加感染的机会。

（3）定时更换引流袋。每天同一时间倾倒引流液，观察并记录其颜色、量和性状，正常成人每日胆汁分泌量为 800 ~ 1200 ml，呈清亮的黄色。术后 T 管引流量一般在恢复进食后逐渐增加，有时术后短期内胆汁分泌量少，可能不足 200 ml，不必特殊处理，可以暂时先观察（图 5-3）。

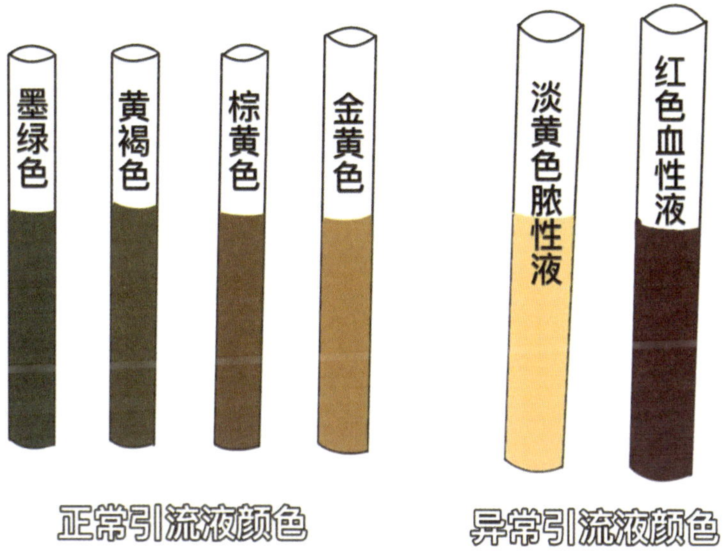

图 5-3　胆汁颜色对比

（4）在 T 管上标明记号，以便观察其是否脱出。避免提举重物或过度活动，防止 T 管脱出。若管道接口处松脱，需立即反折管道，消毒管口，更换新的引流袋。如整个管道从腹壁脱出，应立即就医检查。

（6）定时更换伤口敷料，若敷料渗湿，应立即更换。周围皮肤可使用氧化锌软膏加以保护。

（7）根据医生出院指导进行 T 管夹管，夹管是一个循序渐进的过程，术后 2 周开始间断夹管，若夹管期间有腹痛、发热、寒战、呕吐等不适，应及时放开 T 管，尽快来院就诊（图 5-4）。

T 管夹管具体步骤：

第一步：每日三餐前 1 小时夹管、餐后 1 小时放开。（如夹管过程中腹部胀痛停止夹管，如无不适 3 ～ 5 天后可进入第二步。）

第二步：每日早晨起床后夹闭 T 管，睡觉前放开。（如夹管过程中腹部胀痛则重复第一天操作，如无不适 3 ～ 5 天后可进入第三步。）

第三步：早起后夹闭 T 管，不再放开，如无不适可于术后 6 ～ 8 周来院行胆道镜检查。

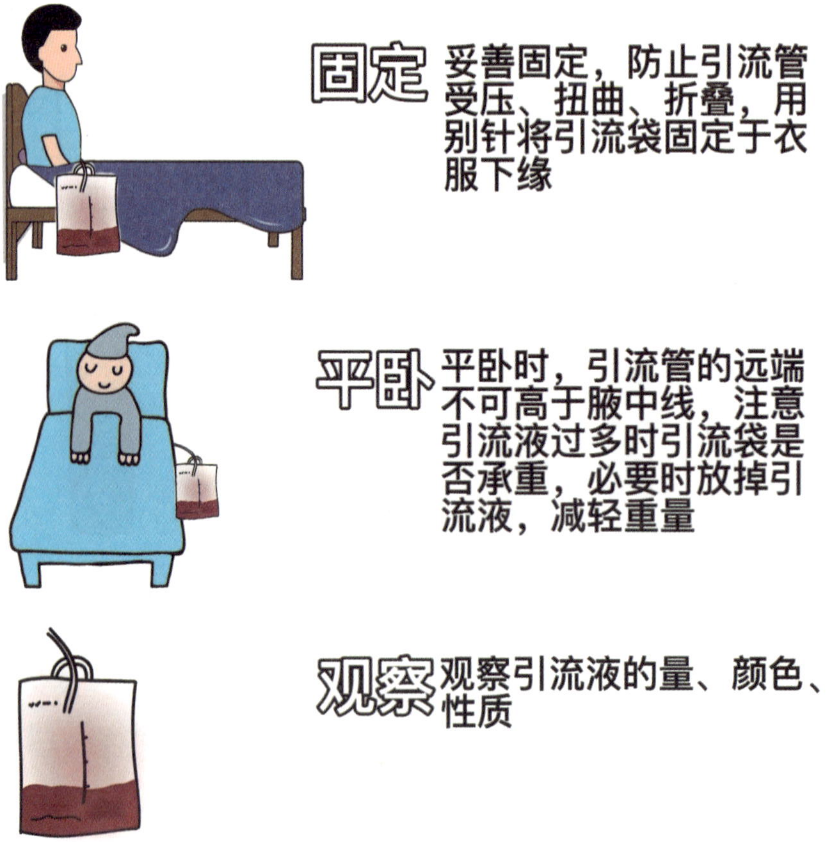

图 5-4　T 管的居家护理

283. T 管什么时候可以拔除?

答: T 管拔除的时间与患者的手术情况、是否有结石残留、营养状况有一定关系，拔除前应行胆道镜检查。

（1）开腹手术：如患者黄疸消退，无腹痛、发热，大便颜色正常，胆汁引流量逐渐减少，颜色呈透明深绿色，无脓液、结石，无沉淀或絮状物，术后 10 ~ 14 天可做 T 管造影，如无结石残留且引流通畅，术后 4 周左右可以拔除 T 管。

（2）腹腔镜手术：由于腹腔镜手术 T 管周围窦道的形成时间较慢且不牢固，建议患者要在术后至少 6 周再拔除 T 管相对比较安全。

如果 T 管造影发现有结石残留，此时不能拔除 T 管，需要 6 周后窦道形成相对比较结实才能拔除 T 管，可以经 T 管的窦道做胆道镜取石。有营养不良、消瘦体质或者服用激素治疗的患者，组织生长能力比较差、愈合较慢，T 型引流管的拔除时间要适当延长。

284. T 管脱出怎么办?

答: T 管不慎脱出可能会导致胆汁外流，引起感染，因此需要及时处理。

（1）保持冷静，避免惊慌失措。

（2）用无菌纱布覆盖伤口，以防胆汁外流。

（3）不要试图将 T 管推回体内，以免引起更严重的损伤。

（4）尽快就医，寻求医生的帮助。在就医过程中，尽量保持 T 管的位置，避免晃动。

（5）向医生详细描述 T 管脱出的情况，以便医生进行相应的处理。医生会根据情况决定是否重置管道。

285. 什么是 ENBD 引流管?

答: ENBD 引流管是指经内镜鼻胆管引流后放置的一根引流管，一端从十二指肠乳头置入胆道内，另一端经十二指肠、胃、食管、咽部、鼻孔等引出体外。通过鼻胆管引流可以很好的缓解胆道梗阻所造成的胆管炎，达到减轻胆道压力，缓解黄疸的目的。临床上可用于治疗急性梗阻性化脓性胆管炎、ERCP（经内镜逆行性胰胆管造影）取石术后、急性胆源性胰腺炎、胆管狭窄或胆瘘等。

286. PTCD 和 ENBD 引流管如何护理?

答:（1）妥善固定引流管,尽量穿宽松柔软的衣服,以防引流管受压、扭曲、折叠或脱出，定时挤捏引流管，保持引流通畅。

（2）引流袋位置应低于穿刺部位平面，避免胆汁回流。

（3）定时更换引流袋，每天同一时间倾倒引流液，观察并记录其颜色、量和性状。若胆汁引流量突然减少、增多或引流管内有鲜血,应立即就医检查。

（4）保持引流管穿刺部位敷料干燥、清洁，若敷料渗湿，应立即更换。

（5）若出现发热、腹痛、腹胀等情况时，应立即就医检查。

287. PTCD 和 ENBD 管道什么时候可以拔除?

答: PTCD 管拔除的时间需要根据患者病情及引流情况来决定。

（1）良性疾病：胆道感染严重的情况下放置的引流，这种情况下将胆管结石取出，胆道通畅以后，即可拔除 PTCD 管。

（2）胆管肿瘤：胆道肿瘤引起的梗阻，PTCD 管减黄以后，有利于下一步的手术，能够减少手术并发症。肿瘤切除后可拔出 PTCD 管。

（3）其他因素：比如一些无法切除的晚期肿瘤导致的胆道梗阻，此时 PTCD 管有可能需要长期放置。因为一旦拔除，胆汁引流不通畅，又会再次引起梗阻性黄疸的因素，从而使黄疸加重，影响生存质量及生存时间。

ENBD管拔除时间需要根据患者恢复情况来决定。患者没有出现任何异常，一般3～5天就可以进行拔除；若患者术后有胆管结石残留，并发胰腺炎等，需要延长鼻胆管留置时间，同时还需要根据结石残留情况、梗阻性黄疸缓解情况及胰腺炎恢复情况来决定拔除时间。

288. 什么是PICC？

答： PICC是指经外周静脉穿刺中心静脉置管。导管由肘前部的外周静脉（常选贵要静脉、肘正中静脉、头静脉）穿刺置入，沿血管最终到达上腔静脉。通过PICC可以将药物直接输注在血流流速快、血流量大的中心静脉，避免患者因长期输液或输注高浓度、强刺激性药物带来的血管损害，减轻因反复静脉穿刺给患者带来的痛苦，保证治疗顺利进行。

289. PICC出院后如何护理?

答：（1）定期更换敷料，无菌纱布敷料至少每2天更换一次，无菌透明敷料至少每7天更换一次。若发生穿刺部位渗血、渗液时应及时更换。

（2）避免置管侧手臂提重物，禁止做大范围的手臂旋转活动，如游泳、打球、托举哑铃、引体向上等活动。

（3）严禁在置管侧手臂进行血压测量。

（4）请尽量穿着宽松舒适的衣物，避免衣服袖口过紧，穿衣服时把导管带出；穿衣时先穿置管侧，再穿对侧，脱衣时先脱对侧，再脱置管侧，以防止导管脱出。

（5）请选择淋浴，避免盆浴和泡浴。由于贴膜渗湿后会导致卷边，易感染，建议控制洗澡次数。洗澡前，可使用医用PICC保护套进行保护。洗澡后请检查敷料，如有潮湿或进水，请及时更换。

（6）加强肢体锻炼，置管侧手臂做握拳松拳或手握小球运动，以促进血液循环，预防血栓的发生。

（7）日常生活中需保持导管周围清洁干燥，当发现敷贴松脱、导管破损或断裂、手臂肿胀、输液接头松落、穿刺点红肿、渗血、胸闷、气促等情况，体温升高大于38℃，请及时去就近医院就诊。

290. 什么是输液港?

答: 输液港是一种完全植入患者体内的血管通道装置。它可以为长期及反复静脉治疗的患者提供安全保障，减少患者重复静脉穿刺的痛苦。因为它的功能与我们经常提及的港口相似，是静脉治疗的“港口”，故称之为输液港。

输液港放置在中心静脉内，该处血流量大，可以快速稀释药物，从而避免高浓度、刺激性强的药物对血管壁的损伤，减少外周血管硬化、栓塞及静脉炎的发生。输液港由供穿刺的注射座和静脉导管系统组成，通过蝶翼无损伤针插入输液港注射座进行输液治疗。治疗完毕拔出无损伤针，身体表面无外露部分，大大提高患者生活质量。

根据输液港注射座植入部位不同，可分为胸壁港和手臂港（图5-5）。胸壁输液港多以颈内静脉或锁骨下静脉入路植入导管，港座完全埋入胸壁皮下。手臂输液港多以手臂贵要静脉、肱静脉、头静脉等作为入路植入导管，港座完全埋入手臂皮下。具体植入部位视患者个体情况及病情而定。

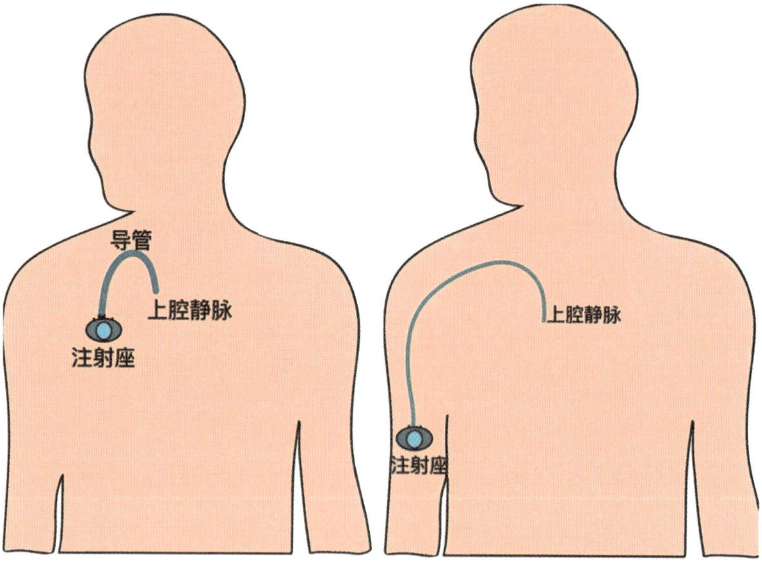

图5-5 胸壁港与手臂港港座位置

291. 输液港出院后如何护理?

答:（1）注意观察植港部位有无红肿、疼痛、硬结、肿胀等异常情况，若有不适请及时到具有资质的医院就诊。

（2）切口愈合后，可进行低强度活动如做家务、散步等。应避免植港侧上肢提重物、做引体向上、托举哑铃等活动，避免剧烈的外展、扩胸运动如游泳、打篮球、网球、排球、羽毛球等手臂大幅度的运动，以防港体发生翻转，导管扭转（图 5-6）。

（3）穿宽松衣服，休息活动时避免外力压迫，碰撞港体。

（4）治疗间歇期每 4 周对输液港进行一次导管维护，妥善保管输液港维护手册。

（5）输液港不会干扰 CT/MRI 检查。可以乘坐飞机、高铁等交通工具。

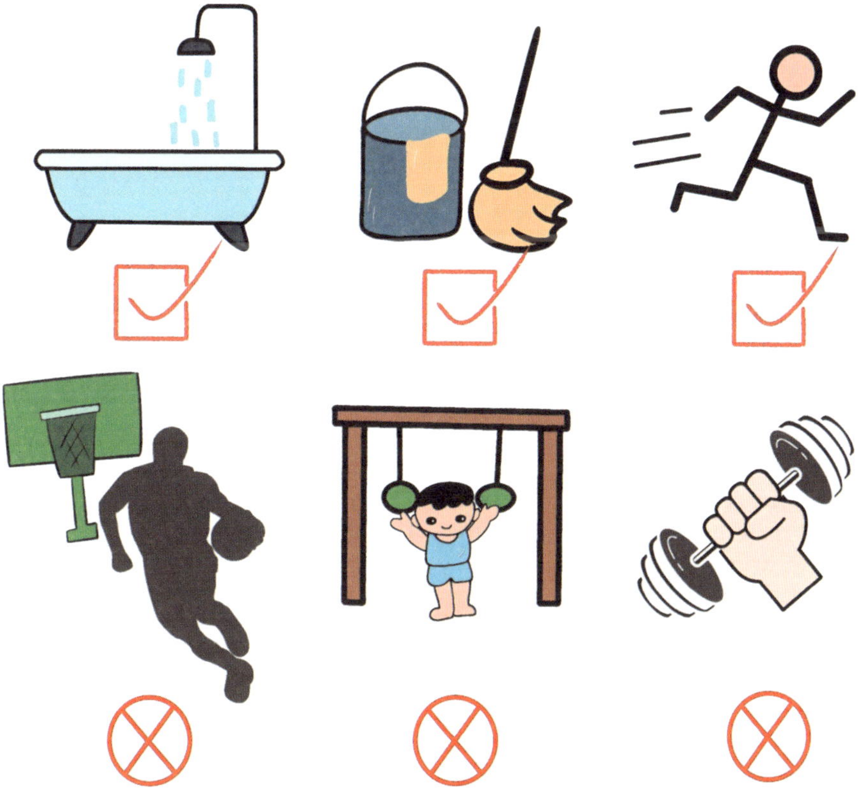

图 5-6　植入输液港后活动注意事项

292. 输液港带港期间有哪些注意事项?

答:（1）使用输液港进行输液时，必须使用无损伤针，每7天需要更换一次无损伤针，并进行妥善固定。注意勿过度活动，导致针头脱出，药物外漏。

（2）保持敷料及周围皮肤清洁、干燥，观察局部情况，如红、肿、热、痛或穿刺侧肢体肿胀、酸痛等情况。

（3）不能在植港区域监测血压、扎止血带，不可用重力撞击静脉输液港的部位。

（4）严禁对输液港进行高压注射造影剂，防止导管破裂。

参考文献

[1] 陈孝平，汪建平，赵继宗 . 外科学　第 9 版 [M]. 北京：人民卫生出版社，2018.

[2] 李乐之，路潜 . 外科护理学　第 7 版 [M]. 北京：人民卫生出版社，2021.

[3] 苗雄鹰，李青龙 . 常见肝胆胰外科疾病防治 365 问 [M]. 长沙：湖南科学技术出版社，2013.

[4] 龚仁华，曹葆强，孙登群，钟兴国 . 胆石症腹腔镜手术治疗学 [M]. 合肥：安徽科学技术出版社，2017.

[5] 谢建兴 . 外科学 [M]. 北京：中国中医药出版社，2021.

[6] 孙玉梅，张立力 . 健康评估　第五版 [M]. 北京：人民卫生出版社，2021.

[7] 葛均波，徐永健，王辰 . 内科学　第九版 [M]. 北京：人民卫生出版社，2018.

[8] 刘玉村，朱正纲 . 外科学 • 普通外科分册 [M]. 北京：人民卫生出版社，2015.

[9] 孟惠彦，王跃欣，韩海峰 . 肝胆胰疾病临床诊断与治疗 [M]. 北京：化学工业出版社，2014.

[10] 唐承薇，张澍田 . 内科学 • 消化内科分册 [M]. 北京：人民卫生出版社，2015.

[11] 潘淑芳，黄丽红，崔丽娜 . 基于微信平台的延续护理在行胆道术后带 T 管出院患者中的应用效果 [J]. 中西医结合护理（中英文），2022，8（12）.

[12] 杨彩凤，朱溶，周春姣，等 . 胆道手术后带 T 管出院患者院外护理需求及移动健康教育作用分析 [J]. 护士进修杂志，2021，36（13）.

[13] 黄道琼，章若锦，李新萍，等 . 二维码在经皮肝穿刺胆道引流患者中的应用 [J]. 介入放射学杂志，2019，28.

[14] 中国抗癌协会肿瘤微创治疗专业委员会护理分会，中国医师协会介入医师分会介入围手术专业委员会，中华医学会放射学分会第十五届放射护理工作组，等 . 经皮肝穿刺胆道引流术管路护理专家共识 [J]. 中国现代护理杂志，2020，26（36）.

[15] 王建新，范严君，杜冰 . 循证护理对 ERCP 术后鼻胆管引流患者舒适度和护理质量的影响 [J]. 齐鲁护理杂志，2021，27（13）.

[16] 王亚培，张春晖，郭慧霞，等 . 品管圈活动在提高 ERCP 术后患者鼻胆管冲洗正确率中的应用 [J]. 齐鲁护理杂志，2019，25（14）.

[17] 庄佳铭，刘慧宇，朱悦，等 .PICC 置管肿瘤患者导管自我管理能力的研究进展 [J]. 中华现代护理杂志，2020，26（22）.

[18] 张丽琴，冯舒婷，张甜甜，等 . 基于“互联网 + 护理健康教育”的护理模式对 PICC 置管肿瘤患者的影响 [J]. 中国医药科学，2023，13（24）.
[19] 李春燕 . 美国 INS2016 版《输液治疗实践标准》要点解读 [J]. 中国护理管理，2017，17（02）.
[20] 汪惜凤，鞠阳，杨益群 . 延长维护间隔时间对非治疗期患者输液港并发症影响的 Meta 分析 [J]. 中华护理杂志，2022，57（05）.
[21] 赵玉沛，王成峰 . 胰腺癌诊疗指南（2022）[J]. 临床肝胆病杂志，2022，38（05）.
[22]Stinton LM，Shaffer EA. Epidemiology of gallbladder disease: cholelithiasis and cancer. Gut Liver, 2024, 6(2).
[23] 李晨,赵敬东 . 术前呼吸功能训练预防腹部手术后肺部并发症的体会 [J]. 局解手术学杂志,2007（05）.
[24] 中华医学会外科学分会胆道外科学组 . 胆管扩张症诊断与治疗指南（2017 版）[J]. 中华消化外科杂志，2017，16（8）.
[25] 向淑芳，张梅，王守能，等 .CEUS 联合常规 US 在厚壁型胆囊病变、胆囊息肉样病变诊断中的应用 [J]. 影像科学与光化学，2022，40（06）.
[26] 赵海鹰 . 胆囊良性疾病规范化诊治在胆囊癌防治中的意义 [J]. 中国实用外科杂志，2023，43（11）.
[27]Sharma A，Sharma KL，Gupta A，et al.Gallbladder cancer epidemiology，pathogenesis and molecular genetics: Recent update. World J Gastroenterol. 2017 Jun 14; 23（22）.
[28] 王越尔，王文萍，隋鑫 . 中医药治疗胆道肿瘤的研究进展 [J]. 云南中医中药杂志，2022，43（04）.
[29] 乐羿，杨豪，刘虎，等 . 胆囊癌的诊断与治疗进展 [J]. 临床肝胆病杂志，2023，39（11）.
[30]Gholami S，Colby S，Horowitz DP，et al. Adjuvant Chemoradiation in Patients with Lymph Node-Positive Biliary Tract Cancers: Secondary Analysis of a Single-Arm Clinical Trial（SWOG 0809）. Ann Surg Oncol. 2023 Mar;30（3）.
[31] 付佳禄，李起 . 张东，等 .《胆囊癌诊断和治疗指南（2019 版）》更新解读 [J]. 肝胆胰外科杂志，2020，32（11）.
[32] 龚仁华，曹葆强，孙登群，等 . 胆石症腹腔镜手术治疗学 [M]. 合肥 : 安徽科学技术出版社，2017.
[33] 王国亮 . 消石利胆胶囊与熊去氧胆酸胶囊治疗慢性胆固醇结石性胆囊炎的效果观察 [J]. 北方药学，2020，17（04）.
[34] 颜艳妮，杨启兵 . 超声引导下经皮胆囊造瘘术治疗高危急性胆囊炎患者的应用效果 [J]. 贵州医药，2023，47（08）.
[35] 郑建亮 . 腹腔镜胆囊切除术与开腹胆囊切除术治疗胆结石的效果 [J]. 吉林医学，2023，44（08）.
[36] 潘治平，孙旭，岑峰，等 . 胆囊结石患者发生意外胆囊癌的临床分析 [J]. 浙江医学，2023，45（13）.
[37] 曹献启，李之拓，李浩然 . 胆囊结石诱发胆囊癌的危险因素及治疗进展 [J]. 医学综述，2022，28（04）.
[38] 陶勇，向俊峰，储成牛，等 . 无症状胆囊结石患者的转归及相对应的临床治疗方法探讨 [J]. 肝胆外科杂志，2023，31（02）.
[39] 杨敬泽，刘诗 . 胆囊切除术后综合征 [J]. 医学新知，2023，33（04）.
[40] 叶锡银，张小玲，李合照，等 . 牛磺熊去氧胆酸联合微创保胆取石术治疗胆囊结石合并胆总管结石

的疗效 [J]. 西北药学杂志，2023，38（06）.
[41] 于兰,王勇,郭宇航,等 . 细菌性肝脓肿临床特点及病原学特征分析 [J]. 检验医学与临床,2019,16(05).
[42] 贾玲燕 . 细菌性肝脓肿诊治进展 [J]. 全科口腔医学电子杂志，2019，6（32）.
[43] 姚瑶 . 细菌性肝脓肿的病原学特征、临床特点及其疗效的相关因素分析 [D]. 新疆医科大学，2022.
[44] 杨钦维，钟绮梅 . 超声引导经皮穿刺置管引流治疗肝脓肿的应用及预后分析 [J]. 中外医疗，2020，39（18）.
[45] 中华消化杂志编委会，中华医学会消化病学分会肝胆疾病协作组 . 中国慢性胆囊炎、胆囊结石内科诊所共识意见（2018 年）[J]. 中华消化杂志，2019，39（2）.
[46] 顾志坚,李甫,陈萌,等 . 胆囊结石和肥胖及血脂代谢异常的相关性 [J]. 肝胆胰外科杂志,2021,33(11).
[47] 樊凤良，孙海军 . 肠道菌群与胆固醇结石、胆色素结石形成关系的研究进展 [J]. 疑难病杂志，2023，22（08）.
[48] 张培松，何新苗，龚义飞，等 . 妊娠期合并胆囊结石的影响因素分析 [J]. 中华灾害救援医学，2021，9（01）:768-770.
[49] 朱星屹 . 内镜微创保胆手术治疗胆囊良性疾病专家共识（2018 版）[J]. 中国内镜杂志,2018,24（09）.
[50] 刘京山 . 中药在内镜微创保胆手术治疗胆囊结石中应用专家共识（2016 版）[J]. 中国内镜杂志，2016，22（10）.
[51] 中华医学会肝病学分会肝癌学组 .HBV/HCV 相关肝细胞癌抗病毒治疗专家共识（2021 年更新版）[J]. 临床肝胆病杂志，2021，37（10）.
[52]Liu J，Liang W，Jing W，et al. Countdown to 2030: eliminating hepatitis B disease，China. Bull World Health Organ. 2019 Mar 1;97（3）.
[53] 中国抗癌协会肝癌专业委员会转化治疗协作组 . 肝癌转化治疗中国专家共识（2021 版）[J]. 中国实用外科杂志，2021，41（6）.
[54] 夏锋,李雪松 . 肝血管瘤诊断和治疗多学科专家共识（2019 版）[J]. 中国实用外科杂志,2019,39（08）.
[55] 李雪松，夏锋 . 肝血管瘤治疗选择 [J]. 肝胆外科杂志，2015，23（01）.
[56] 张津玮，秦建民 . 肝血管瘤治疗指征与处理策略 [J]. 肝胆外科杂志，2020，28（04）.
[57] 廖朝兴，李跃华，龚建平 . 先天性肝囊肿的治疗现状及研究进展 [J]. 现代医药卫生，2022，38（06）.
[58] 任航莹,任克 .《2022 年欧洲肝病学会临床实践指南 : 囊性肝病管理》推荐意见 [J]. 临床肝胆病杂志，2022，38（12）.
[59] 吕会敏,黄元哲 . 超声引导下经皮穿刺注射聚桂醇硬化治疗单纯肝囊肿效果分析 [J]. 河南外科学杂志，2023，29（04）.
[60] 张琼，陈士颖，夏维 . 超声引导下无水乙醇与聚桂醇硬化治疗单纯性肝囊肿患者效果比较研究 [J]. 实用肝脏病杂志，2023，26（03）.
[61] 谢峰，宫琳，王鹏 . 多囊肝的外科及药物治疗 [J]. 中华肝脏外科手术学电子杂志，2020，9（04）.
[62] 中华医学会外科学分会胰腺外科学组 . 中国急性胰腺炎诊治指南（2021）[J]. 中国实用外科杂志，

2021，41（7）.
[63] 中华医学会外科学分会胰腺外科学组 . 胰腺囊性疾病诊治指南（2015）[J]. 中国实用外科杂志，2015，35（9）.
[64] 中华医学会外科学分会胰腺外科学组，中国研究型医院学会胰腺病专业委员会 . 胰腺术后外科常见并发症诊治及预防的专家共识（2017）[J]. 协和医学杂志，2017，Z1.
[65] 中国中西医结合学会消化系统疾病专业委员会 . 慢性胰腺炎中西医结合诊疗共识意见（2020）[J]. 中国中西医结合消化杂志，2020，28（10）.
[66] 中华医学会外科学分会胰腺外科学组 . 中国胰腺神经内分泌肿瘤诊疗指南（2020）[J]. 中国实用外科杂志，2021，41（6）.

图书在版编目（CIP）数据

你问我答：肝胆胰脾健康知识科普手册/杨波，刘娟，黄邵薇主编.——长沙：湖南师范大学出版社，2024.8.——ISBN 978-7-5648-5527-7

Ⅰ.R57-62；R551.1-62

中国国家版本馆CIP数据核字第2024UE4188号

NIWENWODA

你问我答

——肝胆胰脾健康知识科普手册

杨　波　刘　娟　黄邵薇　主编

出 版 人 | 吴真文
组稿编辑 | 周基东
责任编辑 | 黄道见　朱建国
责任校对 | 刘　柳

出版发行 | 湖南师范大学出版社
地址：长沙市岳麓区　邮编：410081
电话：0731—88873071　88873070
传真：0731—88872636
网址：https://press.hunnu.edu.cn/
经　　销 | 湖南省新华书店
印　　刷 | 长沙雅佳印刷有限公司
开　　本 | 170 mm×240 mm　1/16
印　　张 | 13
字　　数 | 225千字

版　　次 | 2024年8月第1版
印　　次 | 2024年8月第1次印刷
书　　号 | ISBN 978-7-5648-5527-7

定　　价 | 48.00元